それ、あなたのトラウマちゃんのせいかも？

Ohshima Nobuyori
大嶋信頼

あなただけの簡単な言葉を唱えるだけで、
“いまここ”で楽になる!

青山ライフ出版

目次

第1章

トラウマは心の時間を止める…………………………11

第2章　根底にある〝恐怖〟を探る……71

第3章

第4章

第7章

2種類の解離のタイプ

第1章

トラウマは心の時間を止める

「わかっちゃいるのに止められない」のは何故？

無意識さんの事を書いた後（『無意識さんの力で無敵に生きる』２０１４年12月発売・青山ライフ出版）に、トラウマ治療の事を書くのはものすごく抵抗があった。
「無意識さんだけをきわめていきたい！」という気持ちもあるのだが、トラウマのメカニズムもものすごく大切なような気がしている。

ある学会で発表した時、精神科医の先生から「先生はクライアントにトラウマがあるって信じているの？」と聞かれて「あ！　精神科の先生はあまりトラウマのことを重視していない」ということがわかって「興味深い」と思った。
確かに、トラウマは症状の一部しか語らない。

トラウマとは、死に直面するようなショックなことがあると、精神的に不安定になり、不安や不眠が続く過覚醒状態になってしまうこと。そして、トラウマの原因に関連する物事を避けようとする。さらには、トラウマ時に体験した恐怖などの感覚に突然、襲われたりするフラッシュバックが起きたりする。精神的な症状だと突然パニックを起こしたり、記憶を失ってしまう症状も見られ、感情が鈍麻して物事に興味関心が持てなくなり幸福感なども感じられなくなる。さらには、身体の色んな所に不具合が起きたり、身体運動障害なども見られることがある。

患者さんが不安や不眠を訴えても「それって本当に心の傷と関係があるの?」と疑われてしまう。「感情が麻痺していて幸福感が感じられないんです!」と訴えても「それって生まれつき何じゃないの?」と専門家はダウトする。身体的な症状があっても「それが心の傷とどのように関連しているの?」と証明することは難しいし、運動障害などが起きていても「何でもトラウマのせいにして!」となってしまう。


そこで私がトラウマで注目するポイントは〝解離〟である。


〝解離〟で有名なのが「解離性同一性障害」で、以前は「多重人格」と言って一時期本やテレビで沢山取り上げられた症状である。

目の前にいる人の人格が突然変わってしまって別人になってしまう、というのが〝解離〟の問題だったりする。

「えー! そんなことって本当にあるの~?」と普通の人だったら疑いを抱く。

でも、酒を飲んで人格が変わってしまう人は沢山いる。

さっきまで、シャキッとしていた人が、酒を飲んだら〝泣き上戸〟になった、というのを目の当たりにしたときに軽くショックを受けた。次の日、あんなに子どもみたいに泣いていた人が、バリバリ仕事をする姿を見た時に「ホー！　興味深い！」と思った。その人に前日の確認をとって見ても泣いていたその時の記憶はすっかり飛んでしまっていて、すっかり仕事に集中する大人の人格に戻っている。

まあ、酒で人格が変わるのは当たり前なのでは？　と普通の人だったら思うのだろう。

もう一つ、私が興味をもっているトラウマからの〝解離〟の症状では「わかっちゃいるのに止められない！」というメカニズムである。

誰かから何かを指摘された時に「そんなこと言われなくてもわかっています！」という。でも、実際の場面になると、わかっているはずのことが実行できない。

「わかっている！」と発言した時の人と、実際に実行しなければならなくなったその場面に直面したときのその人とは別人のようになってしまっていて、何もできない〝無力〟状態になってしまう。

これを〝現代催眠〟的に言ったら、意識の暗示で催眠状態に入ってしまっているから「動きたくても動けない」状態になっているということになる（「無意識さんの力で無敵になる」２０１４年12月発売、青山ライフ出版参照）。

「わかっている！」と言う〝意識的判断〟をすることで、本来の姿である無意識さんから切り離されて、知らず知らずのうちに意識が作り出す限定的な世界の中でどんどん暗示にかかってわかっていても動けなくなってしまう、という状態である。

では、トラウマ理論ではこの状況をどのように説明するの？　という話になる。

トラウマ理論では〝時間軸〟が重要なポイントとなる。

トラウマにより時が止まる

「わかっちゃいるけど出来ない」という〝解離〟している現象は、現代催眠的に言ってしまえば「意識の催眠で暗示にかかってしまってそこから抜け出せなくなっている」となる。トラウマ理論だと「記憶が断片化してしまって〝時が止まる〟」という現象が起きているという見方をする。

記憶は、状況記憶と感情記憶が合わさって、前頭葉の記憶の引き出しに整理されていく。

ＰＴＳＤ（心的外傷後ストレス障害）のトラウマ刺激は〝死の恐怖〟が定義であるが、要するに普段体験しないようなストレス刺激を受けると、感情の重みづけで分類し記憶を整理している海馬が、あまりに強烈な感情なので整理を拒否してしまい記憶は整理されないまま断片化してしまう（記憶の断片が暗闇の中に落ちていくイメージ）。

記憶が断片化してしまうと、その記憶はその人の人格の一部とはならずに、闇の中で別人格を作り出してしまう。これが〝解離〟した人格となって、何かをきっかけに突然、トラウマで断片化した記憶によって作られた別人に変身してしまうというのである。

だから、例えば3歳の頃にトラウマ刺激によって、記憶が断片化してしまったら、40歳になっても、3歳児の感覚から抜けきれない自分がどこかにいる。エリクソンの発達課題から言えば、3歳で発達課題を失敗したからいつも人との関係では〝恥〟と〝疑惑〟でいっぱいで〝自律性〟というのが欠けていて「自分には自信がない」というのがテーマとなる。エリクソンからすればその年齢における発達課題の失敗の問題である、となるのだが、トラウマ理論だと、トラウマ刺激によってそこで時が止まってしまい、断片化した記憶によって3歳の時間軸のループから抜け出せなくなっている、と考える。

これは、トラウマ理論を使う人たちの共通認識ではなくて、私自身が臨床をやる中で感じていることである。

身体は大人で鏡を見れば見事に年齢を重ねている。でも、心の中の鏡を見る時に、そこには幼い3歳児の自分が映っていて、心は3歳児の世界から抜け出せなくて、常に成長できない感覚につきまとわれる。

トラウマ治療によって、その止まってしまった時計を再び動かすことができたら、というのがトラウマ治療の実践となる。

トラウマで時間が止まるということを考えていると、日本のロック歌手の永吉さんの曲で「時間～よ～と～ま～れ～～！」というフレーズが頭に浮かんでくる。

そんな魔法の言葉のように、トラウマは、その人の中の時間をその瞬間に止めていつまでも若いままに留めておいてくれる。

確かに、虐待された子どもの容姿は〝かわいい〟という特徴が見られる。ある社会学者が「虐待されて殺されないように、かわいい容姿を選択する」と虐待された子どもを見ながらポツリとつぶやいたのを横で聞いていたことがある。そして、虐待されたり、トラウマを受けた人たちは、解離状態（自分であって自分じゃない感覚）にあるので、普段からボーッとした表情をしていることが多い。私たち臨床家たちは解離したクライアントさんの表情を「ヴェールをかぶったような表情」と表現する（ヴェールはウエディングベールみたいなもの）。解離していて感情を表情などで表現することが出来なくなるので、表情がぼやけて一貫してお人形さんのような顔になる。解離していて表情筋があまり動かないので、年齢に応じた顔の劣化もあまりせず「この人年齢の割に若い！」と他者からは見える。

その人の中の時が止まっている、ということは成長が止まってしまうということである。

3歳でトラウマを負って、その時に時間が止まってしまった40代の男性が、そのまま社会に出て行ったとする。

見てくれは40代のおっさんが社会適応をしようとしている、となるのだが、時間が止まっている本人にとっては3歳児が社会適応をしようとしている、という状態になる。3歳児が大人社会で適応しようとしたら、ものすごいストレスとなる。容姿は40代だけど中身が3歳の状態だから、ストレスがすぐに溜ってさらに40歳の大人の人格と解離して不適応になるのは当たり前のことだったりする。

「え？　なんで？」と普通の人だったら考える。身体は40代なんだから、体力も程度あるしストレスったって何とかなるでしょ！　と思うだろう。

発達心理学者のピアジェは2～6歳を前操作期と呼んでいた。前操作期は、ある程度自分の意志で動いたり言葉を使ったり操作したりすることが出来るようになる時期である。でも、この段階は知覚に支配されていて直感的思考しかできない。

3歳児の直感的思考とは、丸い弁当箱と四角い弁当箱に同じ量が入っていても「四角い方が多い！」と判断する。実際には同じ量なのに「私の方が損をしている！」とか「私の方が冷遇されている！」と怒りが湧いてきてしまう。

いくら相手から「ほらみんなの結果は同じでしょ！」と説明されても、直感的思考は知覚に左右されてしまうので「私の方が損をしてる！」「私はいつも馬鹿をみる！」と怒り、その怒りは脳に溜まって脳機能や睡眠に影響を及ぼし、そして身体的にも精神的にも社会適応を継続することが困難になってしまう。

さらに、前操作期では、他人も自分と同じように見たり感じたりすると考えてしまう〝自己中心性〟という特徴がある。だから仕事をしていて自分の気持ちを察してくれない周りの人たちに「何で私の気持ちをわかってくれないの！」と怒りが湧いてきてしまう。そして家では苦しみを感じている自分に気を使わない家族に対して「何で私の辛さをあんたは理解できないの！」と怒る。このようにして自己中心的な思考で怒れば、苦しみが増幅され、脳にはどんどんストレスが溜り、さらに脳機能に影響を及ぼしてしまう。

だから、幼少期にトラウマを受けた人が社会適応に困難があっても、それは当然のこと。

問題は、そのトラウマから起きている現象を誰からも理解されないことなのだ。

トラウマからの症状

最近、ロバート・デ・ニーロが出演している「世界に一つだけのプレイブック」（日本公開2013年2月）という映画を見た。

デ・ニーロはちょっぴり強迫性障害（潔癖性みたいなもの）っぽい父親役で、その息子は妻に浮気された現場を見てしまい、相手の男性を殴って気分障害を診断され強制入院させられていた。この息子役の病気の演技がものすごくうまかった。

この息子は以前、教師をやっていたのだが、教員だった面影が全く無くまるで小学生のような精神状態になって、事件後に家を売り、彼のもとを去って接近禁止命令を申請している元妻に執着してしまう。

この教員のショック体験後に「まるで子どものような精神状態になってしまう」という症状を見事に演じていたのは非常に興味深かった。

でも、妻の浮気相手に暴力を振るう前から妄想があって、その妄想が原因で校長と喧嘩をして家に帰ってきたら浮気現場に遭遇している（これ以上書くと「その映画見れないじゃん！」と怒られそうなので、ここで止めておく）。

妄想状態とか退行症状（子どもみたいになってしまう）などを目撃すると、周囲の人は「かわいそう～」と表面的には同情するが、内心は怖がっている。「自分もあんな状態になってしまったらどうしよう」というのが恐怖の元である。だから、心のどこかでは「私はあんな風にはならない！」と相手と自分は違っていることを確信するために、相手を蔑むような目で見てしまう。

この特別な症状に思える妄想とか退行症状などは簡単に作ることができてしまう。怒りなどを溜めに溜めて、発散しないで我慢して、ある一定の量を飲酒すればすぐに「妄想状態一丁あがり！」となる。居酒屋などに行くと、いい歳のおっさんが「ギャッハッハッハ！」と周囲の迷惑も考えない中高生のように騒いでいる。「退行症状発見！」とちょっと昆虫採集をしている時みたいに嬉しくなる。深夜の居酒屋などで人を観察していると、精神症状ってそんなに特別なものじゃないのよね！　と改めて思ったりする。

アルコールで脳が麻痺することで、解離状態が起きてトラウマ人格が発動する。そして、まるで5歳児のようになったり、中学生のように大人に喧嘩を売ったりということをしてしまう。

妻に浮気をされた男性の場合、酒を飲まなくても、妻の浮気を目撃する前から、妻の冷たい態度からストレス（怒り）が溜って睡眠パターンが乱れ、脳機能に障害が生じて妄想状態になる。さらに、浮気場面に遭遇して、暴力を振るった後は、妻に対する怒りで脳内麻薬が分泌されて酒を飲んだときのように脳が麻痺してまるで小学生のように振る舞ってしまう。

こう考えてみるとトラウマって本当に奥が深い。

トラウマからの麻痺

たいていの人は、嫌なことがあっても、一晩寝れば「なーんだ！　あんなこと！」という感じになり、それほど気にならなくなる。

これはどういうことかというと、不快な体験をすると、海馬が「不快な体験」として記憶を前部前頭野に整理して、その前部前頭野は今回の出来事と過去の出来事を照合し「前にもこんなことあったじゃん！」と怒りや恐怖の反応をしている扁桃体をなだめて、その反応を収める。これが寝ているうちに行われて、朝起きた時には記憶が整理され、過去の体験と照合して不快感の反応が打ち消されているので「スッキリ目覚める！」という感じになる。

これがトラウマになってしまうと、これまでに体験したことがないようなショック刺激により扁桃体が過剰に反応するから海馬が記憶の整理を拒否してしまう。すると過去の記憶とも照合できず、前部前頭野がショックで反応し続けている扁桃体をなだめることも出来ないので扁桃体は反応し続ける。扁桃体の過剰な反応が消えずにショックの反応をし続けるとやがて〝麻痺〟が起こる。麻痺から、何も感じていないような感覚になっていく。それでも、扁桃体の反応は収まらないので、緊張はものすごく高くなってしまう。でも、感覚が麻痺している自分ではその高い緊張に気がつかない。

トラウマで一番問題なのはこの〝麻痺〟である。

トラウマによって感覚に麻痺が生じてしまうから、他者と接触していても相手の感情の機微を読み取ることができなくなり「場の空気が読めない人」、と痛い人の扱いを受けてしまう。痛い人の扱いを受けてしまうとますます〝怒り〟、扁桃体の活動は活発になり、さらに麻痺が進む。この麻痺が進んだ時に、アルコールで酔っ払ったような精神症状が表出する。

ある人は、退行して、反抗期の子どものように人に八つ当たりをするようになる。ある人は、だるくなって何もやる気が起きなくなってだらしない人格になってしまう。さらにある人は、トラウマの再上演をして、トラウマ場面を再現して扁桃体の反応を収めようとしてしまう（再上演とは交通事故でトラウマを負ったら、また、交通事故を起こしてトラウマで解離したショックを打ち消そうとすること。同じようなことをやってしまうこと）。

このトラウマから起こる麻痺で酩酊と同じ状態になり、様々な症状が出てくるのだ。

新鮮さを脳内で保ち続けるショック体験

トラウマになると、ショックな体験が記憶に整理されないので、脳は〝恐怖〟や〝怒り〟の反応をし続けてしまう。すでに過去のことなのに「今、トラウマ場面に居続けている」ように〝恐怖〟や〝怒り〟の感情は新鮮さを保ち続けている。

だから、心的外傷後ストレス障害の特徴として〝過覚醒症状〟がある。もうすでにトラウマ場面は過去のことなのに、脳は今起こっていることのように反応し続けているから「眠れない」という状態になる。そして、どこにいても安心できず「不安」という感覚から逃れることができなくなる。

一番わかりやすいのが、戦争から帰ってきた兵士が、平和な町に住んでいるのにイライラして落ち着かなくなって、ささいなきっかけで暴力事件を起こしてしまう。なぜなら、戦場で死ぬような体験をして記憶が解離してしまっているので、身体は平和な町に帰ってきているのに、脳は戦場の生死の危機的空気が漂う緊張感がそのまま保たれているから。兵士の時間が戦場で止まってしまっている。兵士の奥さんがちょっと、服の脱ぎ方を注意しただけなのに、突然、兵士は突然切れて、奥さんを怒鳴りつけて、それが自分で止められなくなってしまう。

元々、心的外傷後ストレス障害（トラウマ）の研究は、戦場から帰ってきた兵士のシェルショック(Shell Shock)という症状から始まっている。戦場から帰ってきているのに震えが止まらなくなってしまい、まともに歩けなくなる。震えていて、まともに会話すら出来なくなっている。そんな兵士が第一次世界大戦後に沢山出てきていた。

シェルショックというのは大砲の「ドーン!」という爆音のショックである。

あの爆音を身近で聞いたら、誰だって「オウ!」とビックリして飛び上がってしまう。

その爆音のショックの記憶が脳の中で解離して繰り返しているから、飛び上がるのが止まらなくなって、歩く時に、アスファルトをならす機械のパワーランマーのような動きになってしまう。

あれを大学の授業で見せられたときは、軽いショックを受けてしまった。

トラウマの症状は氷山の一角

第一次世界大戦の心的外傷後ストレス障害のシェルショックの映像を見ると、元兵士が砲弾の爆音を聞いたときのように飛び上がり、着地と同時にまた飛び上がることを繰り返す。ショック時に解離して断片化した記憶が、元兵士の頭の中で砲弾が爆発した瞬間の感覚を繰り返し再体験させる。だから元兵士は飛び上がることを繰り返して、身体のコントロールが効かなくなってしまう。自分の意志ではどうすることも出来なくなってしまう状態である。

でも、戦争映画が好きで〝優越の錯覚〟がある人だったら「俺だったらそんな頭のおかしい人のようにならない！」と思ってしまう（優越の錯覚とは「自分は平均よりも優れている」と思ってしまう錯覚のこと）。

私は映画が好きだったので「アメリカに行ったら拳銃を撃ってみたい！」と思って、一度だけ知り合いに頼んで撃たせてもらったことがある。その拳銃はスミス&ウエッソンの44マグナムだったが、耳栓をつけてなかったら、「ドーン！」という爆音の後に耳が「キーン！」と鳴って周囲の音が聞こえなくなる。

この時「刑事ドラマでドンパチやっているのって嘘じゃん！」と思った。

一回撃ってしまったら、あまりの爆音で回りの音が聞こえなくなるのだ。

引き金を引いた瞬間「ドーン！」という爆音とその衝撃で目をつぶってしまうから、的なんかに当たらない。

6発撃った後には、衝撃があまりにも強すぎて手首がしびれてきてしまう。

映画で想像していた世界と現実の感覚は全く違っている。

拳銃の音でこれだけ耳が聞こえなくなったり、衝撃で心臓が止まりそうになるのに、砲弾が飛んできて爆発したらどうなるの？　と怖くなる。

さらに、心的外傷後ストレス障害になった戦場にいる兵士のことを考える。死の恐怖に直面した兵士は「いつまた攻撃を受けて殺されてしまうのだろう」と緊張して眠れなくなってしまう。眠れなくなれば、記憶の整理がさらに滞って、記憶がどんどん断片化して解離してしまう。トラウマで断片化した恐怖による緊張状態と不眠で感覚の麻痺が起きてきて解離していく。解離とは自分であって自分じゃない感じ。その解離した状態で、さらに砲弾の衝撃を受けることで、さらに記憶は断片化して整理されなくなる。解離して「自分が体験している」という感覚が無くなるから記憶はちゃんと整理されなくなる（解離すると自分であって自分じゃなくなるから体験したことが〝自分の記憶〟として的確に整理されなくなる）。解離して記憶がちゃんと整理されないから砲弾の爆発時の死の恐怖は脳の中で劣化することなく、いつまでもその人を繰り返し繰り返し苦しめ続ける。そして、脳の中で繰り返されるその衝撃によって、ジャンプは繰り返されてしまう。そして、死の衝撃が脳内で繰り返されることで脳はどんどんダメージを受けてその機能は低下してしまう。脳の機能が低下することにより、さらに脳にストレスが蓄積されるようになり、自分ではどうすることもできなくなってしまう。

トラウマ治療で難しいポイントはここにあるような気がしている。

トラウマを受けてしまうと、記憶が断片化してしまうから、その状況の詳細を覚えていない。

そして、症状的には、トラウマからの記憶の断片化により解離が起こって、退行症状（子どもみたいになってしまう症状）などがあるので「この人は嘘をついているのでは？」とか「この人は大して大変でもないのに注目を引くために病気を演じているだけかも」と判断され、全く違う別の病気と診断されてしまう。

トラウマのケースを見る時、〝記憶は断片化して抜けている〟ということを前提に「出ている症状は氷山の一角である」という認識で話を聞く。

その出ている症状から、水面下に潜んでいる巨大な氷山を推測しながら治療をしていくことで、トラウマの全貌が見えてくる。

トラウマの全貌が見えた時に「このトラウマは凄い！」と感動し「よくこの環境で生きてこられた！」と尊敬できるようになる。

トラウマを受け、その症状で苦しみ続けながら生き抜いてくるには絶妙なバランスが必要になる。

その絶妙なバランスが見えた時に、そんじょそこらの小説がものすごく安っぽく感じられてしまう。

トラウマ刺激と身体反応

ここで「戦場に行った人みんながＰＴＳＤになる訳じゃないのは何故？」という疑問がわいてく

る。戦場でみんながPTSDになってしまったら、戦争に勝っても負けてもその国は機能しなくなってしまう。トラウマ刺激でPTSDになってしまう人と、そのまま社会適応を続けていける人とはどこが違うの？　という話になる。


ここで出てくるのが緊張脳の実験である。

10年前、唾液採取のペプチドでその人のストレスを測る、という実験をした。

安静時に唾液を採取して、そして次に、トラウマ場面を思い出しながら唾液を採取する。そして、一定時間経過後に再び唾液を採取してみて、ストレスの値がどのように変動するかを50人以上のボランティアの方々にご協力していただきデータを採取した。

すると、驚くべき結果が得られた。


普通、常識で考えたら、安静時のときよりもトラウマ場面を思い浮かべた方がストレスの値が高くなる、と推測する。確かにそのように反応する人もいた。

ところが、安静時よりも、トラウマ場面を思い浮かべたときの方がストレスの値が極端に下がっている人たちが見つかった。

本来、動物は、恐怖や怒りを感じる場面を思い出したら〝逃げる〟か〝戦う〟かという状態に備えなければならないので、脳は緊張のホルモンを分泌させて筋肉をいつでも動けるように緊張させ、心拍数を上げていつでも戦うか逃げることができる準備をする。それが一般常識的な動きになるが、トラウマを抱えている多くの人たちが、その逆の反応を示したのである。

本来は、ストレスホルモンが分泌される必要があるのに、逆に下がってしまう現象はまさに〝解離状態〟だったのである。

〝解離〟とは「自分であって自分じゃない感覚」になってしまう状態。自分で自分のコントロールが出来なくなる状態。

唾液採取のストレスホルモンだと一般的ではないので、数年後、血液採取のコルチゾールで実験してみることにした。

そして、ストレス刺激は、過去のトラウマを思い出してもらったものだと個人差があるので、船舶に使う108デシベルの爆音を出すエアーホーンを5秒間鳴らして、その直後に血液を採取することにした。

結果は同じだった。

健康的な人は、安静時の時はコルチゾールの値は低く、爆音を聞いた直後は数値が跳ね上がり、時間が経てばだんだんとストレスホルモンが下がっていく。

ところが、ある人は、爆音を聞いた直後に、コルチゾールの値は安静時よりも極端に下がって、それから時間が経てば経つほど、どんどんストレスホルモンが上がっていって、そこから下がらなくなってしまった。

それ以上に興味深かったのは、心臓をエコーでモニターしていたら、爆音が鳴っている間に心臓が止まった！

モニターを見ていた私たちは焦る。「え！　爆音で心臓の動きが止まっちゃうの？」とビックリする。

もう一度5秒間ホーンを鳴らしてみたら、心臓は確かにその5秒間は痙攣したように血液を送る動きを止めてしまった。

「私は音に敏感で」という人は沢山見てきたが、音を聞いたときのその心臓の動きをエコーでモニターするなんてこれまで考えたこともなかった。

心臓が止まるって言うことは「死の恐怖」に値する。

爆音を聞いて、心臓が止まる人と止まらない人がいるから、やっぱり人によって同じストレス刺激でも全然身体的なストレス反応が違うんだ！　ということにその時初めて気がついた。

「親の怒鳴り声がトラウマになっています」と言う時に「何でそんなことで！　親に怒鳴られている人なんて沢山いるじゃない！」と言う人がいるけど、大声で怒鳴られている間に心臓が止まってしまう身体反応が起こっているのならば、それは「死の恐怖」に値する。

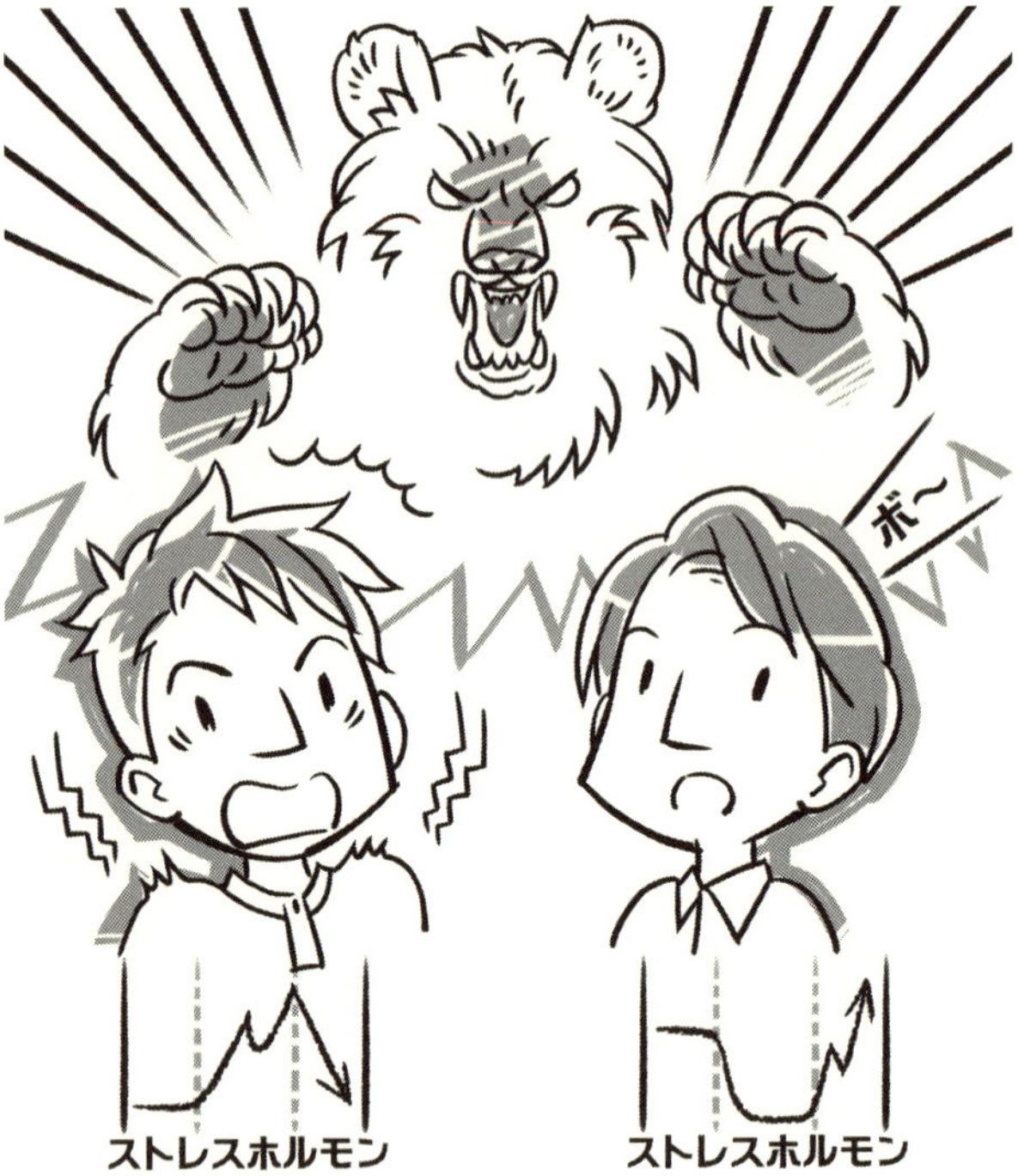

本来ストレスホルモン値が上がる場面で、多くのトラウマの人は解離状態になり、ストレスホルモン値が下がる。

ストレス刺激でホルモン的に解離してしまう体質だったら、ストレス刺激があった時に記憶は的確に整理されないから、確実にストレス刺激はトラウマ化して後々、その人を苦しめる。

さらに、その時に心臓も止まっていたら、ということを考えていくと、トラウマの世界ってものすごく奥が深い。

トラウマが引き起こす影響

上司が部下を叱りつけると最近ではパワーハラスメントと言われる。

パワハラのイメージとしては、傍若無人な上司が、怯えているかわいそうな部下を自分の感情だけで怒鳴りつけて精神的なダメージを与え、社会的にも肉体的にも使い物にならなくしてしまう、という感じだろう。

職場でのパワーハラスメントの状況をトラウマ的に考えてみよう。

戦争と同じで、上司から怒られる人がみんなトラウマになってしまったら、働ける人がいなくなり、国が経済的に破綻してしまう可能性が出てくる。

上司が部下に対して怒った時に、グルココルチコイド（ストレスホルモン）が正常に反応する健康な人だったら〝戦う〟か〝逃げるか〟の準備のために心拍数が上がり、脳内ではグルコース（脳内のガソリンのようなもの）がバリバリ放出されて頭がフル回転する。〝戦う〟を選択した場合、その部下は「はあ?! 何をおっしゃっているんですか！」と若干怒りの表情を出して上司を牽制する。怒りの表情でひるんだ上司を見て、自分がどのような意図でそれをしたのかを説明する。上司はその説明を聞いて、その説明された行動の中の間違いを指摘する。

この時、健康な脳だと上司から怒鳴られて急激に上がったグルココルチコイドは徐々に下がっていくので、上司の説明を聞いて、今度は怒った態度じゃなくて、ある程度納得した態度で上司の説明を受入れられる。

そして部下は、上司に対して「次から気を付けます！」と伝えて後腐れもなく終る。そして、部下は、上司から怒られストレスホルモンが上昇することで、その場面の記憶の重み付けが強くなり、脳に的確に記憶としてその場面が整理され、ちゃんと学習して次の仕事へとその経験が的確に生かされるようになる。

上司の怒鳴り声のストレス刺激に対して、グルココルチコイドが的確に分泌されれば、上司の怒りの波長にあった怒りを表出する。相手の波長にあった怒りが出れば、お互いの怒りを打ち消し合って、お互いの怒りが薄まった時に冷静に状況を判断することが出来るようになる、というものである。

上司の怒りがレベル1であったら、部下のグルココルチコイドの分泌もレベル1のプチ切れ状態で、上司の怒りを打ち消していく。上司の怒りがレベル10だったら、部下の脳のグルココルチコイドもレベル10が分泌されて上司の怒りの波長に合わせて打ち消していく。上司の怒りがマックスのときは、部下の脳ではグルココルチコイドがそれにあわせて分泌されて〝逃走〟を選択して「逃げなきゃ！」と一目散に用事を作って上司の前から逃げ出していく。

ストレス刺激の実験で爆音を聞いた時に、グルココルチコイドが下がってしまう部下だったら、上司の怒鳴り声でグルココルチコイドが極端に下がってしまい、それに伴い脳内のグルコースが極端に下がって脳内のエネルギーが無くなり、思考が全く働かなくなる解離状態になる。

脳がまともに機能しない解離状態といえば、アルコールで酩酊した状態が一番それに近くてわかりやすい。

アルコールで酔って、退行して子どものように泣きじゃくる人もいるし、子どものようにかんしゃくを起こす人もいる。同じことを何度も繰り返し話す人もいれば、ふてくされて黙りこくってしまう人もいる。

上司からのストレス刺激でストレスホルモンが極端に下がり解離して、脳機能が低下して3歳児に退行してしまうと「何で私ばっかり！」とふてくされた態度になってしまったりする。上司の怒りがレベル1に対して、部下のグルココルチコイドは分泌されず、解離し退行してふてくされた態度になってしまうので、上司の怒りは打ち消されることなく増幅されてレベルは2へと上がってしまう。上司の怒りが増幅すると、さらに部下の脳のグルココルチコイドは下がって、解離が酷くなりまるでいじけた子どものような態度になる。打ち消されることが無い上司の怒りのレベルはどんどんエスカレートしてしまい〝パワハラ〟が完成してしまう。

一方、部下の脳ではグルココルチコイドがその場で分泌されないので、上司から指摘された仕事の問題点は感情の重み付けがされずに記憶は断片化して学習として活かされない。だから、同じ失敗を繰り返す。その失敗を上司が見る時に「あんなに注意したのに同じことを繰り返して、この部下は自分の事を馬鹿にしている！」と怒る。さらに怒りがエスカレートして、パワハラは会社内で事件的なものになったりすることもある。

別のケースでは上司から怒られて、部下のグルココルチコイドが急降下し、解離して上司に暴力的に怒鳴り返してしまうケースもある。

先ほどの、解離した時に3歳児に戻ってしまうのは、以前説明した「トラウマで断片化した記憶が別人格を作ってしまう」ということから起きる。3歳児がトラウマを受けてしまうと、記憶が抜けて、そこで3歳児の別人格が形成され、脳機能が低下した時にその別人格がその人を乗っ取ってしまう。40歳の外見なのに解離して別人格に乗っ取られたときの精神は3歳児となる。だから、上司の怒りというストレス刺激で解離して3歳児に退行してしまうから「ふてくされた態度を取ってしまう」ということになる。

怒られて解離した人が上司を怒鳴りつける、というのは、父親から暴力的に虐待された本人の記憶が断片化されている場合、父親が切れて暴力的になっている場面の記憶が別人格を作り出してしまう。断片化した記憶によって作られた暴力的な別人格が、ストレス刺激からの脳機能低下時に発動して、上司を怒鳴りつけたり、暴力的になって問題を起こしてしまうこともある。

もちろん、解離してしまっているので、この時の学習機能は働かない。上司を怒鳴りつけてしまって、大変な思いをしたにも関わらず、しばらくするとまた、同じようなストレス刺激で解離して同じようなことを繰り返してしまう。

解離しているのでこのような場面が的確に記憶されていない、ということは、これらの出来事の記憶が断片化して〝トラウマ化〟されていることになり、さらに本人の解離状態は進んでいき、自分で自分をコントロールできない状態へと陥ってしまう。

本当は、ストレス刺激でストレスホルモンが瞬時に下がるという身体的な反応から解離症状が引き起こされているのに、一般の人はそれを知らないから「あの人は精神的に弱い」と安易な判断をしてしまう。

大学生時代の恒常性の物語

大学時代に〝神経心理学〟という授業をとっていて〝神経の恒常性〟を勉強したことがあった。その前年まで州立大学の医学部で教えていた教授が教鞭をとってくださっていたので授業の内容はものすごく難しかったが、あの時が一番楽しかった。

教授は「この大学では酒を飲んだら退学だけど、私がいた大学では学生は沢山酒を飲んでいました」という所から説明が始まった。

「酒を飲んだら『キャッピ〜！　楽しい〜！』と躁状態になるけど、次の朝になると気分が「ドヨ〜ン！」としてうつ状態になるのは、酒を飲んで躁状態になったら、それを打ち消して普段の状態に引き戻すうつ状態のホルモンが分泌されて下に引っ張られるからです」と教授はわかりやすい説明をしてくださった。

実際は、そのホルモンが〝鬱のホルモン〟という説明をされたかどうかは定かではないが、こんなニュアンスであった（大学生時代ってものすごく昔だから何となくしか覚えていない）。

要するに、大量に酒を飲んで躁状態になればなるほど、それを中和して下に引き戻すうつ状態が必要になる。大量に飲んで、躁状態を中和する大量のうつ状態が翌日の二日酔いである、とわかりやすく教えてくださった。

そして、連続して大量に飲んでいると、脳の方では「大量の躁状態が来るぞ〜！」とちょっと飲んだだけで、それを中和するうつ状態を作り出す。ちょっと飲んだだけでは、ちょっとしか躁状態になれなくなる。だから、さらに酔って躁状態になるためには以前よりも大量の酒が必要になる。

でも、脳はそれをすぐに学習して、さらに大量のうつ状態を用意する。

そのうちに、脳は酒のコマーシャルを見た瞬間から「酒が入ってくるぞ〜！」とうつ状態を用意してしまうので、落ち着かなくなって、イライラしてきて酒がなくてはいられない状態になってしまう。

酒＝大量と脳が学習しているので、脳はそれを中和するうつ状態＝大量になっていて、今度は酒を飲んでいない時はうつ状態になってしまう、と教えてくださった。

この時、人間の「真ん中に戻す」という〝恒常性〟の機能がものすごく面白いものなんだ、と興味を持った。

恒常性からPTSDを考えると神経心理学の教授は、腕を軽くペンで刺して「この状態だと神経が興奮して、そしてペンを離すと、神経の興奮がExtinction（鎮火）する」と教えてくださった。

神経は刺激されて興奮してもやがて元の状態に戻る恒常性がある。ただ、視神経だけは他の神経とは逆で常に興奮状態にある、とおっしゃっていた。

この時、教授の話を聞きながら「恒常性があるのだったら、なぜ私の頭から不快なストレス刺激が消えていかないのだろう?」と疑問に思っていた。不快なストレス刺激があると、それが私の頭からなかなか抜けていかない。「あれ? 忘れたかな?」と思っていたら、すぐにまた、不快感がフレッシュなまま戻ってきてしまう。

その後、トラウマの勉強をしてシェルショックのビデオを見た時に〝消えないストレス〟にものすごく興味がわいてきた。

トラウマになると恒常性が効かなくなり、ストレス状態が延々と続いてしまう。戦場から平和な町へ帰ってきているのにも関わらず、大砲の音を聞き続けているようにジャンプが止まらない。震えも止まらなくなってしまう。

もし、恒常性の機能がちゃんと働いているのだったら、ペンを腕から離した時に痛みが消えていくように、ストレス刺激から離れたらストレス反応は消えるはずなのに、不快感がいつまでたっても消えないのは私自身が普段から体験していたからよく理解できた。

でも、この不思議な現象の説明は、何となく私の中で仮説としてあったが、それを裏付ける研究や実験の資料を見つけることが出来なかった。

ある研究で、生まれたばかりのラットを母親から隔離して一定期間置いた後に、再び他のラットと同じ箱に入れたところ、他のラットの仲間に入ることが出来なくなった、という実験があった。母親から引き離されて隔離されることで脳の緊張をコントロールするサーモスタットが壊れてしまって、緊張が消えないマウスが出来上がってしまった。

最近のラットを使ったネグレクト（ネグレクト＝育児放棄。母親の温かさを与えてもらえない状態のこと）の実験では、記憶や学習に作用するタンパク質が、ネグレクトされていないラットに比べて少なくなっていた、という記事もあった。

エリクソンの発達段階では0～2歳までは〝基本的信頼vs不信〟となっている。この時期に、親からネグレクトされてしまうと「世界は安全なものではなくて危険なもの」と認識するようになる。ラットの実験からは、脳内の緊張のサーモスタットが壊れてしまい、ある一定の緊張のレベルまで上がって、本来だったら緊張が下がるものが下がらなくなってしまう、という現象が見られたことから、エリクソンが言っていた発達課題を失敗して〝不信〟になるというのは脳科学的にも正解だったことがよくわかる。

さらに、私がやった唾液採取のストレスホルモンの値の実験から、普段は緊張が高いのに、ストレス刺激が加わると本来上がらなければならないストレスホルモンが逆に下がってしまって〝解離状態〟を引き起こしてしまう、という現象が見えてきた。

本来、記憶は、感情の重み付けで整理されている。ストレスが10だったらストレス度10の記憶の引き出しに記憶は整理される。ストレスが7だったら7の記憶の引き出しに記憶は整理されて、学習されていく。

でも、ネグレクトされた人たちの脳は、普段の緊張が高くてストレス刺激で解離して、ストレスが下がってしまうので、ストレスが脳に的確に整理されない。

整理されなかった記憶は断片化されて別人格を作り出してしまう。

そして、解離して記憶が的確に整理されないので、ストレス反応はいつまでも整理されずに消えることなく、脳の中でストレス刺激が繰り返し再現されて、震えが止まらなくなる。

私の仮説では「ネグレクトされた緊張が下がらない人たちが、大きなストレス刺激でＰＴＳＤになりやすくなる」と思っている。でも、それまで正常にストレス刺激に対してストレスホルモンが的確に分泌されていた人でも、死ぬような恐怖に何度も直面することで、ネグレクトされた人の脳と同じように脳のサーモスタットが壊れてしまい、ストレス刺激と緊張のホルモンの値が逆になる現象が起こるのかもしれない、とも考えられる。

この仮説を元にPTSDの仕組みと、その治療を考えていくと興味深いことが見えてくる。

過覚醒はトラウマからの症状
(過覚醒＝ストレス刺激がないのにいつも頭がピリピリしている状態)

ここでもう一度、トラウマからの症状のことを整理してみよう。

トラウマは人にどんな悪さをするのか？

まずは、過覚醒がトラウマの一番特徴的な症状となる。トラウマ時の恐怖のストレス刺激が強すぎて、感情記憶と状況記憶が切り離されて、トラウマ時の記憶が記憶として脳に整理されず、感情記憶がフレッシュなまま脳を活性化し続ける。〝恐怖〟の緊張がそのまま処理されずに残っているので、脳は過剰に覚醒し続けてしまう。これを〝過覚醒〟という。

トラウマで脳が過覚醒状態になってしまうと、人は集団の中に入って〝安心する〟ことができない。だから、〝仲間〟として馴染むことが出来なくなる。普通の人だったら、集団の中に入って、時間が経過すると始めは緊張していてもだんだんと〝慣れ〟が生じてきて緊張し続けることが難しくなる。時間の経過とともに緊張が落ちていくと「ここにいても安心」となり「こいつら仲間じゃん」

と認識できるようになる。でも、過覚醒状態になると時間が経過しても緊張が落ちないので、いつも、疎外感や劣等感でいっぱいになってしまう。

さらに、普通の人は安静時に脳はリラックスするのだが、トラウマの人は脳が過覚醒を起こしてしまうから〝リラックス〟することが出来なくなり、つねに頭の中では何かを考え動き続けてしまう。そして、トラウマの人はリラックスすることができないから、睡眠パターンが乱れる。

睡眠が乱れると、記憶の整理ができなくなり、記憶がシャッフルしてしまう。記憶のシャッフルとは、断片化した記憶が勝手にくっついてしまう現象。

例えば、5年前に仕事を始めた頃に「あんた仕事を覚えるのが遅いよね」と言われた時の怒りと、それから5年後の昨日「そこのペンを取ってくれますか?」が勝手に結びついてしまう。すると本人の中では上司から「あんた仕事が覚えられないから、ペンを運ぶぐらいの仕事しかできないんだよ!」と言われた!　パワハラを受けた!　となってしまう。

この例は、極端なようだが、実際にこのような現象が起きてしまう。睡眠パターンが乱れてしまうと、記憶がシャッフルしてバラバラな記憶が組み合わさって勝手なストーリーが作り上げられてしまう。上司に言われたことは事実なのだが、時系列がバラバラなので文脈が全く違ってしまう。でも、本人の中では上司の発言は事実なので「私は間違っていない!」となる。

さらに、過覚醒で眠れなくなっている本人は「本当に上司に言われたことなのに何でわかってくれないの！」と記憶を修正しようとする人に対して怒る。その怒りから、さらに断片化した記憶がそこに結びついて「周囲のみんなが上司とグルになって私を陥れようとしている！」となってしまう。

脳が過覚醒になり、睡眠が取れなくなると、目を開けていながら悪夢を見ている状態になるが本人には全くその自覚が無い。ただでさえ過覚醒で集団の中で安心することが出来なくなるのに、さらに不眠からの記憶のシャッフルで被害感が強くなり人間関係が次々と破壊されていくこともある。

脳が過覚醒を起こしていると、ちょっとした刺激でもびくついてしまう。びくついているから、ちょっとしたことで怒りを爆発させる。そして怒りを爆発させたらなかなかその怒りが収まらなくなってその怒りは恨みに変換されていく。この仕組みも興味深い。

ストレスホルモンの実験の結果から考えると、普通の人だったら、ちょっとしたストレス刺激に対しては、ちょっとのストレスホルモンが分泌される。でも、トラウマになっている人の場合、ちょっとしたストレス刺激に対して、ストレスホルモンが逆に下がってしまう。ストレスホルモンが下がると、頭が働かなくなるからその場で固まって自分の言いたいことが言えなくなる。そして、ストレス刺激が去った安静時にストレスホルモンが逆にギューンと上がってくるので、後から怒りがどんどん湧いてきてしまう。ストレス刺激はとっくの昔に去っているので、上がったストレスは発散できなくなり、どんどん上昇してしまう。そして、全然違う所で「どっか～ん！」と爆発する。一般的な呼び名では「八つ当たり！」になる。後から上がってきたストレスホルモンによって全然違う所で怒りを爆発させるが、的確なポイントではないのでその怒りが解消されることはない。そして、下がることのないストレスホルモンは、恒常性を保つために今度は〝怒り〟から〝恐怖〟に変換されて、過剰に怯えるようになってしまう。

ちなみに、トラウマで過覚醒になっていると集中力がなくなる。「過覚醒だから普通の人よりも集中力はあるのでは？」と思われるのだが、肝心なところで集中力が発揮できなくなるのが過覚醒なのである。トラウマの人は過覚醒だから普段から脳の緊張状態は高い。「ここで集中しなければ！」と言う場面（ストレス刺激）で、集中に必要なホルモンが逆に下がってしまう。普通の人だったら、安静時には脳はリラックスしていて、集中時に脳は多少緊張して集中に必要なホルモンが分泌される。

トラウマから過覚醒を起こしている人はその逆になってしまうので「さあ！　部屋を片付けなければ！」とか「宿題をやらなければ！」と思った瞬間から身体や頭がだるくなったり、眠くなってしまう。緊張のホルモンが分泌されず脳が的確に働かないので思考が拡散してしまい、一つのことに集中できなくなる。そして、自分の目的とは違うことをして後から後悔する、の連続となる。

これらがトラウマからの過覚醒の症状の特徴になる。

次にトラウマの症状の特徴としてあげられるのが、心的外傷関連の刺激の回避と麻痺である。トラウマを思い出すことを避けたり、それに関わった人との関係を切ってしまったりする。私の中で、一番わかりやすいのが、テレビドラマを見ていてある場面になったら無性にチャンネルを変えたくなる衝動である。トラウマになっている時には記憶が断片化しているからトラウマ場面は記憶から抜けてしまっている。でも、回避行動をとりたくなっている時点で「そこにはトラウマが隠れているかも〜?」となる。

このトラウマ場面の回避行動が、実はトラウマ治療の重要な鍵となっていた。

心的外傷関連の〝回避〟と〝麻痺〟って奥が深い

親から育児放棄（ネグレクト）された子どもの脳は、安静時の緊張が高くなってしまう。ある一定の緊張の高さになったら脳のサーモスタットが働くはずなのだが、育児放棄された子どもの脳はそのサーモスタットが壊れたまま、緊張し続ける。

そして、その子どもたちにストレス刺激を与えた時に、普通の人とは逆の反応になってしまう、というのが私の以前の研究からの仮説になる。ストレス刺激を与えたら、普通だったら緊張のホルモンが上がるのに、逆に下がってしまって固まって、ストレス刺激に対して的確な反応ができなくなる。

「～をやらなければ！」と思った時に、普通の人だったら、緊張のホルモンが上がって「さあやるぞ！」とそのことに集中することができる。でも、育児放棄された子どもの脳は「～をやらなければ！」と思った時に、それまで高かった緊張のホルモンが下がってしまうから、集中力が無くなり、だるくなり、動けなくなってしまう。「わかっちゃいるのだけど手をつけられない」という感覚に襲われる。

もし、トラウマでも育児放棄された子どもたちのような脳の状態になってしまうのだったら、トラウマを受けた人たちも同じように、普段の緊張が高くて、肝心な場面になって緊張が落ちてしまい、自分のしたいことが何一つできなくなる。

この脳内のサーモスタットが壊れてしまって、下がらなくなった緊張をアルコールや薬物で下げようとしてしまうのは分かりやすい話である。

安静時にものすごく緊張が高くなってしまう。

この「緊張が高い」ということを、普通の人は「ちょっと緊張が高いだけでしょ！」と安易に捉えるけど、その緊張のレベルといったら死に直面したときの恐怖だったりする。

〝死〟がそこに迫っていて怖くて焦って、いても立ってもいられない感覚。それがシェルショックのジャンプのように、連続して襲ってくるから、恐怖で「何もかも終らせてしまいたくなる!」衝動に駆られている状態がトラウマを受けた人の〝安静時〟だったりする。

「え〜! そんなこと言っても、見た目は普通に見えるけど?」と普通の人は、その違いがわからない。実際に、トラウマを受けた人と対面しても、そんなにいつも死ぬような恐怖に曝されているようには見えない。

実はそこには秘密がある。それが心的外傷関連の〝回避〟と〝麻痺〟である。

ここで重要なメカニズムは、トラウマを受けた人の脳は、ストレス刺激を与えられたときの反応が正常な人とは逆になる、ということにある。普通の人は安静時でストレスホルモンの値が低くなるのに対して、トラウマを受けた人は、ストレス刺激が入っていた方がストレスホルモンの値が低くなる。ということは、コンスタントにストレス刺激を入れていれば、ストレスホルモンは低く保たれて「普通の人」に見えてしまう可能性が出てくる。

実際に、トラウマを受けた人が経験してきた酷い体験を語る時には、何もなかったように淡々と語ってしまう。酷いことであればあるほど、冷静に語るような感じで、聞いている人は感情が伝わってこないので「そんなに大したことじゃないのでは?」と思い込んでしまう。

病気で苦しんでいるはずなのに、苦しんでいる時にこそ緊張のホルモンが下がってしまうので「自分は仮病を使っているのかも?」と思ってしまう。どんなに辛くても、辛くなればなるほど普通の人とは逆で、緊張のホルモンが下がってしまうので〝冷静〟に見られてしまう。だから、お医者さんにも理解してもらえずに「あなたの問題は甘えから来るものでしょ!」と判断されてしまうことも少なくない。

お医者さんを目の前にして「自分の状況をちゃんと説明しなければ!」と思えば、普通の人だったら緊張が上がって伝わるのに、トラウマの人だと逆に下がって冷静に語ってしまうので意図が伝わらずに「大したことがない!」と判断される。

本人たちは「自分は対人緊張があって人に上手く伝えられない!」と思っている。でも、相手から見ると「あなたは人前に出るとものすごく冷静に語っていますよ」となっている。

トラウマの人たちが相手に説明している時、普通の人とは逆で緊張の場面でストレスホルモンが下がってしまうから、記憶は的確に整理されずに記憶が断片化してしまう。記憶はその状況のストレスに応じて整理されるから、ストレスホルモンがストレス刺激の強さにあわせて急降下してしまった時点で、的確に整理されなくなる。

そして、トラウマの人は一人になった安静時にストレスホルモンが急上昇するので、先ほどの〝緊張場面〟を思い出した時に、怒りが湧いてきたり、恐怖に襲われて、記憶のシャッフルが起こってしまう。過去の惨めな思いをしたときの記憶と、先ほどの人前で説明したときの記憶がくっついてしまって「自分はやっぱりダメだ！」と自分を責めて惨めな気持ちに浸る。ストレスホルモンが急激に上がって、過去に人から嘲笑されたときの記憶がよみがえって、さっき冷静に話していた場面とすり替えられてしまったりする。すると「あいつ、俺のことを馬鹿にしやがって！」と怒りが湧いてくる。

「ちょっと待って！　もしかして、これって！」と思った人は鋭い！

トラウマを受けた人の脳が普通の人の脳の反応と逆ならば、不快な体験を思い浮かべれば浮かべるほど、ストレスホルモンが下がる可能性がある。ということは、トラウマの人が不快な体験を反芻して回想するのは、安静時の緊張を下げるためにやっているのかも？　ということになる。

安静時に嫌なことを考えれば考えるほど、それがストレス刺激となり、普通の人とは逆にストレスホルモンを下げることができる。ストレスホルモンを下げるために、不快なストレス刺激を自分にかけ続けていなければいられない、という状態にある可能性がここで見えてくる。

心的外傷関連の麻痺の仕組み

トラウマを受けた人は「不安なことやムカつくことが次から次へと頭の中に浮かんできてしまう」というのが特徴としてある。

過去の嫌なことを繰り返し思い出して怒っていたり、または、考えてもどうしようもない将来ことを不安に感じて「こんなことが起きたらどうしよう?」、「あんなことが起きたらどうしよう?」と、その不安に対する対応を調べるのが止まらなくなったりする。

実は、これが心的外傷関連の回避だったりする。

トラウマの人は、普通の人と違って安静時の緊張が高い。だから、過去の怒りや将来の不安を考えてストレス刺激を与えることで、安静時のストレスホルモンの値を下げる努力をする。不快なことを考え続けているうちはストレスホルモンの値が下がり、適度な緊張でいられる。本人たちは「そんなことをするのは不快で堪らない」と思っているのだが、安静時に襲ってくる〝死の恐怖〟に匹敵する緊張に直面することが出来ないので、それをし続けてしまう。

問題は、不快なことを考え続けてストレスホルモンを下げ続けた結果、脳は学習してしまうのでストレスホルモンが増幅してしまうことである。

ここで、大学の神経心理学の教授の話に戻る(p38　大学生時代の恒常性の話)。動物には〝恒常性〟という機能があるから、酒を飲んで躁状態になったら、それを平常に戻すために中和する〝うつ状態〟が必要となる。大量に飲んで躁状態が高くなればなるほど、陰では、うつ状態を大量に作り出して、脳はそれを中和させようとする。やがて、脳はそれを学習してしまうのでちょっとの躁状態でも「大量の酒が入ってくるぞ〜！」となり、大量のうつ状態が発動してしまう。すると、ちょっと飲んだだけでは躁状態にはなれず、量がどんどん増えてしまう。やがて、飲んでいないときでも、酒のコマーシャルを見ただけでも脳は「躁状態が来るぞ〜！」とうつ状態を作り出してしまうから、手が震えたり、絶望的な気分になったり、焦りが出てきたり、という症状が出てしまう。

トラウマの人が、安静時のトラウマからの緊張感を緩和するために、ストレス刺激を自分に与え続けていると、脳はそれを学習してしまい、酒を飲んだときの躁に用意されるうつ状態のように、緩和するために使っていたストレス刺激を打ち消すカウンターが強化されていく。ということは、安静時のトラウマからの恐怖が増幅する、ということになる。ストレス刺激を注入して、安静時の緊張状態を緩和し続けていると、脳の学習により、水面下にある〝恐怖〟がどんどん増幅していく。トラウマからの恐怖が増幅されるから、トラウマの人はストレス刺激をさらに増やさなければならなくなる。これを繰り返していると安静時の〝緊張〟がどんどん増幅しているので「喜び」とか「楽しみ」などが感じられなくなってしまうのが、心的外傷関連の〝麻痺〟となる。脳がストレス刺激を学習することで、小さな喜びや楽しみが感じられなくなっていく。〝恐怖の回避〟を続けているうちに、脳は学習してそのカウンターを撃つため、さらに強いストレス刺激を求めるようになり、ありとあらゆるものや人が自分の敵に見えるようになり、将来は不安と絶望の対象になっていく。そして、不幸のどん底へと堕ちていく（不幸のどん底ぐらいじゃないとトラウマからの恐怖を打ち消すストレス刺激が足りなくなるから）。

このように説明していくと、トラウマやネグレクトを受けた人たちの脳が、普通の人と違って「安静時に緊張」して「ストレス時に緊張のホルモンが低下」の作られ方が見えてくる。

シェルショック（Shell Shock）のジャンプの仕組み

第一次世界大戦のときのＰＴＳＤをシェルショックと呼んでいた。大砲が発射されたときの爆音がした時、人はビックリして飛び上がる。ドーンと爆音がした時に「ワーア！」と飛び上がるが、その驚いたときの驚愕反応がずっと続いてしまう。ずっとその場でピックンピックンと飛び跳ねる。自分で止めようとしても止められなくなる。平和な町に帰ってきても、そのピックンピックンと飛び上がる反応はいつまでたっても消えることがない。

ここで、ちょっと恐ろしいことを考えてみた。

もしかして、あの飛び上がる症状は〝回避行動〟なのかも?

ネグレクトやトラウマを受けてしまうと、普通の人とホルモンの反応が逆になってしまう(更なる検証が必要だから、今は仮説として)。トラウマの人は安静時に緊張が高くて、ストレス刺激が与えられた時に、緊張のホルモンが下がる。トラウマを受けた場合、安静時の緊張は〝死の恐怖〟が襲ってくる。

普通の人は「ドーン!」とストレス刺激が与えられた瞬間に、心臓がドキドキドキして緊張のホルモンが瞬時的に上がる。そして、ちょっとしたらすぐに死の恐怖は収まって「あー! 死ぬかと思った!」とほっとする。

トラウマを受けた人が逆になるってことは、普通の人が一瞬だけ感じたあの死の恐怖を安静時にずっと感じていることになる。

あのシェルショックでジャンプが止まらなくなってしまった人たちは、その安静時に襲ってくる死の恐怖を回避するために、ストレス刺激を自分で作り出す。回避に使っているストレス刺激が〝ジャンプ〟となる。ネグレクトやトラウマの人のストレスホルモンはストレス刺激を与えられた時に、急降下する。安静時に高くなってしまったストレスホルモンを下げるために、トラウマ時の驚愕反応を再現してストレス刺激を作り出すことで、ストレスホルモンを下げる。でも、アルコールと同じように、量や回数を増やせば増やすほど、脳は学習してトラウマ時の死の恐怖はどんどん増幅していく。

だから、ストレス刺激を自分で作り出すのを止めてしまったら、ものすごい〝死の恐怖〟に襲われてしまうから、そのストレス刺激を作り出すことが止められなくなる。「止まったら死ぬ！」となってしまうから、ジャンプが止まらなくなる。

そんなシェルショックで飛び跳ねるのが止まらなくなっている姿を見て、誰もその人の意図を理解できない。「あいつは頭がおかしくなった！」とか「戦争に行きたくないから演じているだけ！」と陰口を叩かれたり、実際に罵倒されたりする。

すると、本人は「こんなに怖くて、自分でも止められないのにわかってもらえない！」と怒りが湧く。人が〝怒り〟を感じるとき、脳の部位では扁桃体が反応している。扁桃体は〝恐怖〟でも反応しているから、シェルショックの人には、周囲の人の冷たい目というのが火に油を注ぐ状態となり、ますます扁桃体が過活動を起こし〝恐怖〟が増幅して、恐怖への回避行動が止められなくなる。

「本人たちは、ジャンプすれば楽になるって知ってやっていたの？」という問いには「ノー！」である。

なぜなら、ジャンプしてストレス刺激でストレスホルモンを下げているときは、インスリンも増加して脳内のグルコースも下がってしまうから「まともに考えられない」という状態になる。

さらに、トラウマにより〝安静時にストレスホルモンが上がる〟という特徴があるから「眠れない」という症状が必ずつきまとう。

連続して不眠状態が続いていると、記憶が整理されず〝せん妄状態（意識がもうろうとして幻覚や錯覚が見られるような状態）〟になってしまう。意識がもうろうとしていて、自分が何をやっているのかがわからなくなり、自分の思考や行動のコントロールが出来なくなっている。

だから、本人たちは、わからずにずっと飛び跳ねる〝回避行動〟を止めることができなくなる。

トラウマの再上演

ある人のカウンセリングの中で、沈黙になったときに、突然、その人が頭を「ガン！　ガン！　ガン！」と拳で激しく叩きだした。

自閉症関連の症状の人が頭を叩くのはしょっちゅう見ていたが、普通の人がそれをやっているのを見て「オー！」とビックリしてしまった。

人の脳は、〝苦痛〟を感じると、それを麻痺させる脳内麻薬を分泌させるから、その脳内麻薬を求めて頭を叩いているんだろうな、とその時は思っていた。だから面接時に過度に緊張が上がってしまった時に、その緊張を落とすために頭を叩いて苦痛を作り出し、そして脳内麻薬を分泌させ緊張状態を麻痺させる。

でも、ここでトラウマのことを考えると、トラウマを受けた人は普通の人とは逆で安静時に緊張が上がる。

だから、カウンセリングの中で静かになってしまった時に、いても立ってもいられない〝恐怖〟に襲われる。そこで、頭を叩いてストレス刺激を与えることで、緊張のレベルが下がるので〝恐怖〟を回避して落ち着きを取り戻せる、というメカニズムが考えられた。

確かに、その人は「夜中に静かになると、不安が襲ってきて頭を叩くのが止められなくなり、やがてボーッとしてきて寝てしまう」と言っていた。

「安静時に〝恐怖〟の感覚に襲われる」のは、トラウマにより状況記憶から解離した〝恐怖〟がフラッシュバックしている状態である。そこにストレス刺激を自ら作り出すことで、緊張は下がり〝恐怖〟を回避するからストレス刺激を自ら作り出すことが止められなくなる。

問題は、自らストレス刺激で〝恐怖〟を回避すればするほど、脳はそのパターンを学習するので恐怖は増幅するということ。

すると「恐怖に向き合うのに絶えられない」という感覚が作り出されていくのである。

ある人は「道端に落ちていた汚物を見たら頭から離れなくなり、繰り返しそれを思い出してしまう」と言っていた。汚物＝ストレス刺激になるから、汚物を思い出すことが頭を叩くのと同様の効果があり、安静時に高まってしまう緊張を下げる効果があると考えられた。

そう考えると、〝将来の不安〟や〝絶望〟とか対人関係問題が繰り返し頭に浮かんできて、それを考え続けてしまって止められないという状態も〝汚物〟や〝自分の頭を叩く〟と同じく、安静時に襲ってくる〝恐怖の回避〟になっている可能性が見えてきた。

「最悪なことを想定してそれが止められない」とか「過去の嫌なことばかり思い出して苦しくなる」、さらには「嫌なことばかりが目についてしまい怒りでいっぱいになってしまう」なども、すべて恐怖を回避するためのストレス刺激なのかもしれない。

その恐怖に対する〝回避行動〟をすればするほど脳は学習して〝恐怖〟の値は高くなるから、どんどんその恐怖から回避する為の新たなストレス刺激が必要となり、それらのストレス刺激を考えるのが止められなくなってしまう。

ストレス刺激を使って、緊張状態を落とせば、脳は学習してさらに緊張を増幅してしまうので、楽しいことや嬉しいことなどが何も感じられなくなる。感じられるのは、恐怖を回避するためのストレス刺激のみとなり「何のために生きているのかわからない」という状態に陥っていく。

トラウマのもう一つの特徴は〝再上演〟と〝逆再上演〟という症状である。

ショック体験から、本来記憶を整理する為に必要な状況記憶と感情記憶が解離してバラバラになることで、記憶は整理されずに〝恐怖〟の感情がフレッシュなまま脳で反応し続ける。脳の緊張が安静時で上がったままになるのは、この解離した感情記憶が消えないから、となる。でも、〝恐怖〟の元になっている状況記憶が解離して記憶から抜け落ちてしまうから「何でこんなに〝恐怖〟に襲われるのかわからない！」となる。トラウマを受けた多くの人は「自分は対人緊張からあるから怖いんだ！」とか「自分は会社でストレスが溜っているから怖いんだ！」と消えない〝恐怖〟の原因を様々なものに結びつけてしまう。

でも、記憶がバラバラになっているから〝恐怖〟の感覚が消えないのであって、本当にそれが原因だったら、とっくの昔に〝恐怖〟は状況記憶と統合されて脳の記憶領域に収まり、恐怖の感覚は消え失せてしまうはずである。

いつまでも不快感が消えないのは、記憶のパズルのピースがはまっていないから。不快感が消えないから、色んな不安や緊張の原因を探して「これが私の不快感のもとかも？」と夫や妻、そして子どもなどに帰属する。

しかし、いつまでたっても不安は消えず、次から次へと怒りは湧いてきてやがて問題が勃発してしまう。

再上演で恐怖を打ち消そうとする

トラウマの症状で興味深いのは〝トラウマの再上演〟である。

トラウマ時のショック体験により、海馬が記憶を整理することを拒否してしまうので、感情記憶と状況記憶が切り離され〝記憶〟として整理されずに脳の中で不快感が断片化して残ってしまう。過去の記憶として整理されないので、ショック時の感情記憶である〝恐怖〟はいつまでもフレッシュなままで残っている。

ショック時の感情記憶を普通の人は「大した事ないじゃんそんなの！」と軽く考える。

第一次世界大戦後のシェルショックの症状も何の知識もなく見た時には「この人頭がおかしいんじゃない！」と蔑んだ目で見てしまう。

実際は、シェルショックのジャンプのたびに、本人の頭の中では大砲が爆発した瞬間の〝死の恐怖〟が頭の中をリピートしている。歩いていて車に轢かれそうになった時に、心臓が口から飛び出そうになるぐらいビックリして、心臓がバクバクして頭にカーッと血が昇る。そんな場面の「あー！

今、死ぬかと思った！」というあの死の恐怖がシェルショックの人の脳では毎秒、頭の中でリピートされていることになる。その死の恐怖から逃れたくてジャンプをする。でも、ジャンプして回避すればするほど、脳は学習して恐怖は増幅し、全ての感覚が麻痺していく。

そんなショック場面で解離してしまって整理されなくなった〝恐怖〟を消すために、トラウマ場面を再現しようとしてしまうのが〝再上演〟である。

トラウマの再上演の例として、よく使われて、一番わかりやすいのが家庭内暴力（ＤＶ）のケース。ある女性が幼少期に母親から身体的な暴力を受けて、その記憶が断片化して抜けてしまうと、ものすごく良い子ができあがる。周りの子どもたちとは違って、いつも人の気持ちを考える優しい子どもになり、率先して困っている人を助ける。他の子どもたちが出来ないような気遣いができるし、子どもの頃から大人のようなマナーが実践できるようになる。

問題は、男性と付き合うようになってから始まる。

あんなに人の気持ちを汲み取って困っている人を助け、誰にも優しく接することができる女性なのに男性から殴られる。何度か殴られて、友達からは「あんた、そんな男とは別れなさいよ！」と言われているのに、別れることが出来ない。殴られているのに、自分から男性にしがみついてしまう。そして、しがみつけばつくほど男性から殴られて拒絶されるのだが、それが止められない。そ

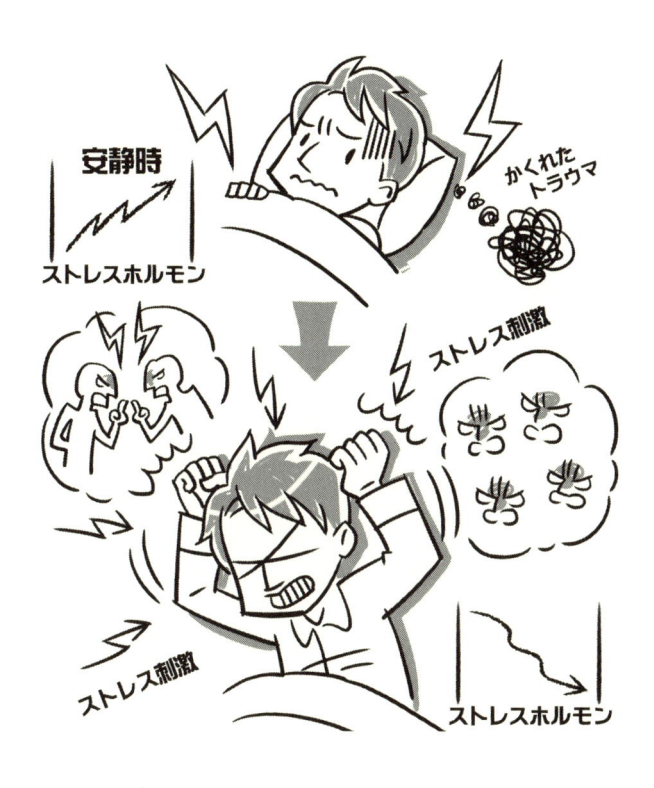

安静時にストレスホルモン値が上がり、恐怖がフラッシュバックするので、ストレス刺激を与えて、恐怖を回避する

の暴力を振るう男性のことが頭から離れなくなってしまう。そして、身体も頭もボロボロになっていく。そんなことは頭でわかっているはずなのにそれが止められなくなる。

それが、トラウマの再上演となる。

その女性は、幼児期に父親との関係で悲しそうにしている母親を慰めようと近づいたら、母親から「あんたがいるから私が不幸になるのよ！」と殴られる。そして、ビックリして泣いたら、さらに罵倒されて引っ叩かれて、泣き続けていたら首を絞められた。

この一連の記憶が〝死の恐怖〟からトラウマとなり全く女性の記憶から抜けてしまう（カウンセリングの中では記憶が断片化しているので情報を集めて組み立てるのが大変。まるでパズルのピースをはめていくような感じである）。

女性は、この時の断片化した〝恐怖〟を頭から打ち消したいから、母親との場面を再現するために困っている人に優しくしてしまう。困っている人＝母親だから。でも、断片化した恐怖は、その時の状況記憶でなければ統合して整理されることがない。だから、女性は、母親との場面をできるだけ忠実に再現して、頭の中に渦巻いている訳のわからない〝恐怖〟の感覚を打ち消そうとして、次から次へと人に気を使い、優しく接する。

だから女性は、優しくて人の気持ちがわかる男性と出会っても「物足りない！」となってしまう。

周囲からは「経済的にも性格的にも完璧なあんな男性となぜ付き合わないの！」とビックリされるのだが、女性の目的はトラウマからの〝恐怖〟を打ち消すことになっているから、そんな優良な男性とは長続きはしない。

母親のように一見、優しくて人の気持ちをわかってくれるような男性と出会って、その男性に女性が気を使ったときに、男性が母親の時のようにブチ切れて暴力的になった時、初めて女性の中でそれまでの人間関係では得られなかったあの感覚が湧いてくる。

「この人だったら、私の恐怖を打ち消してくれるかも？」と（もちろんこれは無意識の声だから本人には自覚がない）。

そして、母親とのあの場面を再現して、断片化している〝恐怖〟の感覚を消すために、男性の顔色をうかがって、気を使って拒絶されて殴られる、というのを繰り返す。「殺されるかも！」という感覚が得られるまで、男性に近づいていく。

トラウマ時の母親との関係では幼児だったので「自分が母親から見捨てられたら死んでしまう」という感覚がつきまとうから、殺されそうになっても母親にしがみつく。それが男性との関係でも再上演されて、殺されそうになればなるほどしがみつく、となってしまう。

問題は、断片化した恐怖は解離したオリジナルの状況記憶が統合されないと記憶として脳に整理されない。だから、再上演をやればやるほどトラウマが増えていくだけになってしまう。

ものすごくドライに書いてしまえば、酷い男性と別れないのは母親とのトラウマで記憶が整理できなくなった〝恐怖〟を整理したいだけ、となる。

人の気持ちを汲み取って優しく接するのも〝恐怖〟を打ち消したいから、ただ母親からのトラウマの再上演を演じているだけなのだ。

トラウマの逆再上演

ある男性が「暴力的な衝動が止まらない」といってカウンセリングに訪れてきた。

一見、エネルギッシュなサラリーマンでその男性が喋るとさわやかな空気が漂う感じがある。「この人は会社で仕事ができるんだろうな」とその人の喋り方を聞きながら思っていた。

確かに会社で仕事はできて、上司からも信頼され、お客さんからも頼りにされていた。

でも、家に帰ると、イライラして、妻や子どもに怒鳴り散らしてしまう。子どもに対しては、泣き出すと引っ叩いたり、子どものほっぺたをつねったりしてしまうから「こんな幼い子どもに手を出してしまう自分は頭がおかしいのでは？」と思ってしまうこともあった。妻からも「あなたは家に帰ってくると別人格になるから怖い」と言われて、妻に勧められてカウンセリングに来室した。

「子どもを虐待してしまう」と言う訴えに、親から虐待されてきたトラウマがあるのでは？ と仮説を立てて、両親の特徴を聞いてみると「父親は仕事人間でほとんど家で見たことがなく、よくわからない人」で「母親は父親や自分のために献身的に尽くす人で友達も多くて優しい人」という話だった。幼少期からの両親との関係を聞いてみても「普通の家庭でたまに両親が喧嘩をする程度」とのことだった。「家庭環境には、何も問題がないのに、自分はこんな二重人格のようなひん曲がった人間になってしまった」と本人は落ち込んでいた。

きれいに虐待されたケースって、その虐待された痕跡が全く残らない傾向がある。

ある一定の時期だけ虐待されて、その後に継続した虐待が無いと虐待の記憶がなくなってしまう（継続的に虐待されてもその記憶が消えてしまうケースもある）。まあ、トラウマだから記憶が解離して断片化するから、トラウマの記憶が抜けてしまうのだが、このケースの場合、その後の両親の姿があまりにもきれいで、両親の人格が聖人君子のように真っ白に塗り固めてあったので非常に興味深かった。

よく、父親に虐待された女性の記憶が解離していて「私は父親のことを尊敬しています！」と言ったりする。父親のことが白く塗り固められているということは、その白い壁の下に真っ黒いものが隠されていることになる。

「なぜ？」

なぜならば、虐待で解離した〝恐怖〟の感覚を見ないようにして〝回避〟するから〝恐怖〟はどんどん増幅していく。その増幅した恐怖を見ないようにするために、恐怖とは真逆の記憶ばかり選択して、その虐待者のキャラクターを書き換える。きれいな記憶で父親の人格を塗り固めて書き換えて、トラウマの痕跡が一切残らないようにきれいに置き換えてしまう。

だから、両親の特徴が白く語られた場合は、そこにトラウマが隠れている可能性が考えられた。

実際に、男性の家庭内暴力は、妻が妊娠出産後、妻から男性が浮気を疑われたことから始まっていた。そこで男性の記憶をさかのぼっていくと、男性が生まれた直後に父親が浮気をして母親の精神状態が不安定になったことが後になってわかった。精神的に不安定になり周囲から「不安定な母親が子どもと一緒にいたら子どもが危険」ということになり、しばらく母親の実家に子どもは預けられていた。

周囲の人が「危険！」と判断して子どもを母親から引き離して実家に預けるに至るまでには、相当なことがあったに違いない。でも、男性の記憶からはこの部分はすっかり抜け落ちてしまっていて、その時の恐怖に触れたくないがために母親をか弱き聖母のようなイメージに書き換えてしまっていた。

だが、よくよく母親のことを聞いてみると、しょっちゅう調子が悪くて、無言で「あなたがちゃんと勉強をしないから私はこんなに調子が悪くなったの」的なメッセージを送ってきて、罪悪感を与えてくるような母親だった。そこを見てしまうと、トラウマ場面の「あんたのせいで私が不幸になった！」と虐待された恐怖の場面が出てきてしまうので、その部分の母親のイメージは回避するようになっていたのだ。

男性の妻が産後に、仕事で帰りが遅くなっている男性の浮気を疑った時に、トラウマの〝恐怖〟がフラッシュバックしてきて、その恐怖を回避するために、母親が男性にやったような暴力的行為をしてしまう。怒鳴りつけて、ものを投げつけ破壊する。

妻から見れば、何かが憑依したように暴れだす。これが、トラウマの〝逆再上演〟と呼ばれるものである。

トラウマの再上演の場合は、虐待された記憶を整理する為に虐待されようとするが、逆再上演の場合は、逆に自分が虐待者を演じる。

フラッシュバックしてきたトラウマ時の恐怖の記憶を自分が虐待者を演じて再現することで〝恐怖〟を〝記憶〟として整理しようとしている。

でも、解離した記憶は、その時の記憶でしか処理できないので、いくら逆再上演をしたところで消えることは無い。恐怖と向き合わずに怒り、暴れることで、どんどんトラウマの恐怖を回避することになるから、男性の中に固着した恐怖は増幅してしまう。

回避して恐怖が増幅すれば男性の家にいるときの安静時の緊張はものすごく上がるようになってしまう。外では仕事というストレス刺激があるので、緊張が下がって適度な緊張でニコニコ仕事をするビジネスマンに変身することが出来る。でも、家に帰ってくると、普通の人との反応とは逆で緊張がどんどん上がって〝恐怖〟の感覚が襲ってくるので、それを回避するのに暴れる、ということを繰り返すようになっていった。

トラウマって本当に凄い！

第2章

根底にある〝恐怖〟を探る

第2次外傷ストレス（セカンダリートラウマ）

ある男性には、借金問題があった。

別に、ギャンブルや買い物で借金を作っている訳じゃなくて、食事代や女性とのデート代で借金がかさんでしまっている、とのことだった。

普通の人が聞いたら「何でそんなことでカウンセリングにかかるの？」とあきれられてしまう。

でも、この男性は、非常に賢かった。

この男性は、能力的にも高くて、上司からも認められている。でも、何年経っても契約社員のままだった。

なぜならば、突然、この男性は遁走してしまうからである。仕事はものすごくできるのだが、ある日突然職場に行けなくなってしまう。男性は「自分では、そんなの無責任とわかっているはずなのに身体が動かなくなる！」と言うのだ。

男性は「自分が無責任でだらしないからこんな状況になっているのはわかっているんです」と悲しげに言っていた。だが、これまで努力してきたが、自分ではどうすることも出来ない、ということも同時にわかっているというのだ。

病院で相談しても、毎回、説教をされて終ってしまうので、男性にはどうすることもできなくなっていた。

そこで、病院では話していないことを聞いてみることにした。

男性の話によれば、母親は、自己犠牲的な人で子どものために献身的に尽くす人。そして、器用で食事や裁縫が得意で何でも作ってくれていた。でも、ちょっと過干渉で心配性な所があり、今の男性の状況を親身になって心配してくれている、と話してくれた。

父親は、職人気質で無口で黙って酒を飲んでいるような人。でも、人望は厚く、近所の人からも信頼されて町内会の会長を何年も任されているような人だった。これまで浮気などはしたことが無く、母親のことを大切に思っている人、という話だった。

生まれ育ってから、男性は人間関係の問題は無くて、高校の時にちょっと学校が面倒臭くなって、休んだことがあったぐらいだった。

それまで自分自身に問題を感じたことは無かったのだが、就職し職場の女性と付き合い始めてから借金の問題が始まったとのことだった。

その女性との関係を聞いてみることにした。すると、ものすごい話が出てきた。

その女性と飲んでいる時、男性は酔っ払って気持ちよくなって、女性から頼まれたことを「わかった！」と返事をしてしまう。すると、翌々日になって女性から「あなた、私のためにあのレストランを予約するって言ってたじゃない！」と急に切れられる。ものすごく高いレストランだったので、男性は「いつか給料が上がったらね！」という話をしたつもりだったのだが、女性は「約束を守れないのか！」と怒りだして、切れる。男性は「今はそんなお金がないから！」と女性にちゃんと伝えているのに、女性は「私のことなんかどうでも良いと思っている！」と電話口で怒鳴りだす。そんな女性を男性は一生懸命になだめようとして夜中の2、3時まで続く。電話口でウトウトしていると、女性が「死んでやる！」と怒鳴りだすので、男性は慌てて「ちゃんとレストランは予約するから！」と言ってしまい、結局、借金をしてそのレストランを予約する。

レストランでは、男性は落ち着かない。なぜなら、女性が高いものをバンバン頼んでしまうから。心の中では「今月の生活費が無くなる〜！」と思っているのだが、それを女性に言ったらまた怒鳴り散らされるのは明白である。

男性は、笑顔を引きつらせながらレストランで女性の話を聞いてる。

そして、家に帰ったら、女性からの電話。

女性は「何で、私が楽しみにしていた食事の時に不機嫌な顔をしていたのよ！」と切れ出した。

「え〜！　さっきまで喜んでたじゃん！」と男性は訳が分からなくなる。

そして、女性から「あんたは人の気持ちがわからないの！」と怒鳴り散らされて、男性も「いい加減にしろよ！」と切れてしまう。

男性は「あんたのせいで私、死んでやるから！」と言われて、慌てて女性の機嫌を取ろうとする。

すると、また夜中の2時、3時になってしまい、それでも女性の気持ちは収まらずに明け方の4時過ぎまでそのやり取りは続いた。

こんなことが週に4、5日続いてしまうといくら優秀な男性でも職場でミスをしてしまう。上司から「お前やる気が無いのか！」と怒鳴り散らされる。上司の一言で、彼女から言われた「あんたは私への気持ちが無い！」という言葉が突然浮かんできて、上司に怒りが湧いて、上司に切れて会社を飛び出してしまった。

そして、家に帰ってふてくされて、お金がないのに、仕事に行けなくなる。

「仕事に行かなければ！」と思ってるのだが、身体が動かない。

そんなときは、女性が同情してくれて、食べ物をせっせと運んでくれる。そんな女性の優しさに甘えてしまうのか、ますます会社に行きたくなくなる。

やがて、借金の督促が何度も来て「やっぱり働かなければ！」となり、再びあの会社のあの上司の所に頭を下げにいく。

そんなことをこの男性は何年も繰り返して、借金は膨らんでいった。

間接的でもトラウマになる

その男性の育った家庭は本人の話をそのまま信じると、問題は何も無いように思える。そして、男性の話を真に受けてしまったら「母親が過干渉」ということで「この人はマザコンで甘えん坊だから女の人に甘くてお金にだらしがないんだ！」という安易な見方をしてしまう。トラウマは〝恐怖〟で〝苦痛〟である。だから、人は、苦痛を感じないように、トラウマの部分を白く塗り固めてしまう。「問題がない家族」として白く塗り固められた部分は「そこは痛いから触れないでくださいよ〜！」と訴えている。白く塗り固められた部分はショック体験で解離した記憶がそこに隠されている可能性がある。

男性は、学生時代に一度だけ不登校になっている。本人は「学校が退屈だったから行かなかっただけです」と言っていた。「借金のこと」と「退屈だから学校に行かない」ということをあわせてみると「自制が効かない人」ということになってしまう。男性もそのように自分の事を思っていて「自分は意気地がなくてだらしがないからこうなった！」と本気で思っていた。

でも、そこで、不登校になったときの家の状況を聞いてみると「あ！　そう言えば母親が入院をしたんだ！」と言っていた。男性は「いや、別に大した事無かったと思いますよ」と笑いながら話していたが、その時の母親の状況を詳細に聞いてみたら、何と2年間も家の中で寝たきりになってしまい、食事の用意も出来なくなってしまっていた。

「その原因は?」と聞いてみても、男性は「そんな大した事無かったと思いますよ」と笑顔で話していたが、母親が2年間寝たきりになった、というのはかなり重大な事である。

誰が家事とか食事を作っていたか聞いてみたら「父親が食事の用意とか全部やってくれていた」と話してくれた。

「そんなお母さんのために一生懸命家事をやるなんて、今時、珍しいお父さんですね」と伝えたら、男性は「父親はそれをやって当たり前だったんですよ」と言った。

「え! 何で?」と尋ねたら、男性は「父親が母親のことを罵倒し続けてしまって、それで母親が寝たきりになってしまったから」と言っていた。

父親は、子どもに対しては暴言暴力は一切無いのだが、母親に対しては、酒に酔っていると、罵倒し続けるというのだ。普段、物静かな父親が突然母親に切れて、罵倒する。母親が泣き出しても父親は罵倒するのを止めない。そして、とうとう母親は動けなくなり、寝たきりになってしまって、そのまま2年間経ってしまった、というのだ。

男性の記憶は断片化してしまっているから、母親が一方的に怒鳴られていた、という話になっているが、母親が泣いていたということは、父親に対して何らかの言葉を返していたのだと考えられる。それが、男性の彼女がよく使う「死んでやる!」だったと考えられた。

その事件があってから、高校の時、男性はしばらくしてから動けなくなり、学校に行けなくなった。

男性に、母親が寝たきりになって入院する以前にも同じようなことがあったのかと聞いてみたが、定期的に母親は寝たきりになっていたが、その時の記憶が全く無い、と言っていた。そんな時に、怒鳴りつける父親の前で震えている母親を必死にかばおうとしている男の子の姿がフッと浮かんできた。

普通の人だったら「暴言だけでそんなトラウマになんかなる訳無いでしょ！」と思ってしまう。殴られたり、首を絞められたり身体的なダメージがなければトラウマにはならないんじゃないの？となる。でも、怒鳴り声や罵倒は十分に脳や身体にダメージを与えられる。ストレスの反応の実験で108デシベルの音を耳から2メートル離して5秒間鳴らしただけで、ストレスホルモンは急上昇した。トラウマを受けた人やネグレクトされた人は108デシベルの音を聞いてストレスホルモンが急降下してしまった。そして、心臓のモニターでは、心臓は音が鳴っている5秒、痙攣したように反応した。音でも十分に身体的暴力に匹敵するダメージを与えることが出来てしまう。

でも、男性が怒鳴られているんじゃなくて母親が怒鳴られているんだから、関係ないんじゃないの？　と疑問になる。

ここが一番重要なポイントである。70年代のアメリカの心理実験で管理職猿というのがあった（これは以前にも何度か書いて説明しているが、もう一度）。2匹の猿を動けないように針金で固定して、

1匹の猿には電流を、そして、もう1匹の猿には相手の猿の電流を止めるスイッチを配置した。スイッチを持っている猿の方には電流は流れない。電流が流れるたびに、隣の猿が「キー！ キー！ キー！」と泣き叫ぶ。それを聞いて、もう1匹の猿が慌てて赤いスイッチを押す（これは70年代だからできた実験で現在では絶対に出来ません！）。

一見、電流が流れている猿の方がストレスが高いのかな？ と思えてしまう。でも、胃潰瘍になって死んでしまったのは、相手の猿の電流を止めるスイッチを押していた猿だった。直接暴力的な電気ショックを受けている猿よりも、それを見ている猿のストレスの方が高かったことになる。

父親から怒鳴りつけられてどんどん弱っていく母親を一生懸命に助けようとしていた男性は、この管理職猿と同じ立場だった。

男性は、彼女の「死んでやる！」に反応していた、ということは、母親も「死んでやる」と子どもの前で言ったことが予測できる。父親からのストレス刺激で発する母親の〝死〟というメッセージが男性の「死の恐怖」となり、強いショックで記憶が解離してトラウマ状態になっていたことは十分に考えられた。

実際に、高校以前の夫婦喧嘩の場面の記憶は抜けてしまっていることや、彼女の「死んでやる！」で逸脱行動をとってしまう男性は、母親からの間接的トラウマによって解離していることが疑われた。

彼女の怒鳴り声やトラウマティックなキーワードで、男性はトラウマを受けた時分の幼い自分に解離してしまう。高校の頃の母親が寝たきりになったきっかけの父親が切れた原因が「お金」だったことから、「お金」も男性のトラウマのキーワードとなっており、トラウマの再上演で「お金を無駄に使う」ということを繰り返していたと考えられた。

この男性にはトラウマの記憶は解離してしまっていたが「自分の借金問題の背後にこのような構造があるのでは?」と何となく気がついてカウンセリングに来たから「この男性はものすごく鋭い!」という印象を持ったのであった。

気がついていても、普通はトラウマの恐怖に触れるのが嫌だから相談するのは結構勇気がいる。それもすごいと感じた。

色んな恐怖

借金問題がある男性のトラウマの記憶はすっかり抜けていた。

両親の特徴も記憶が書き換えられていて、白く塗られていてトラウマの痕跡すら見えなかった。白く塗り固められてしまうのは、トラウマである〝恐怖〟を〝回避〟することで自動的にそのようになる。記憶を書き換えてまで回避したくなる〝恐怖〟の存在は非常に興味深い。

最近は、テレビドラマや映画などで、人が死ぬ場面などがバンバン映像として流れるし、ニュースなどで残忍な殺人事件などが語られたりする。それらを聞いていると段々〝恐怖〟の感覚が麻痺してしまって「両親の喧嘩の怒鳴り声を聞いて恐怖を感じた」と語っても「何そんな大した事ないことを大げさに！」と安易に考えてしまう。そんな夫婦喧嘩なんかどこにでもしょっちゅうあることじゃないか！　と恐怖の刺激を一般化してしまう人は多い。

でも、大人が夫婦喧嘩の怒鳴り声を聞くのと、子どもがそれを耳にするのでは、入ってくる刺激が全く違う。子どもの聴力は大人よりも優れている。だから、微妙な音を拾って、相手の感情の機微を捉えて怯えたりもする。もちろん、怯えるには理由があって、大声で怒鳴り合っている声の中に〝殺意〟を感じたりするからだ。

両親の夫婦喧嘩でトラウマになっている幼児を観察していると、母親のちょっとした声のトーンで突然、固まって〝良い子〟になる。それまで、活発に動いていた子どもの動きがピタッと止まって自分の世界に入って、両親を刺激しないようにする。「おー！　トラウマになっている！」とその姿を見て心が動いた。トラウマによって解離した〝恐怖〟で緊張状態が高く過覚醒を起こしていて落ち着かなかった子どもが、両親の大きな声（ストレス刺激）で解離した瞬間を目の当たりにした。

トラウマの恐怖はそんなに単純ではないのだ。

両親が喧嘩をするときの怒鳴り声（ストレス刺激）で、グルココルチコイドが急降下してしまい、頭が真っ白になって解離してしまう子どもは〝良い子〟に見える。外から見ていると「両親の邪魔をしないように」とひたすら〝良い子〟になってお絵描きをしているように見える。

ある子どもは、両親が喧嘩を始める前のあの嵐の前の緊張感の高さを感じ取ると寝てしまったりする。

トラウマになっている子どもたちは、ストレス刺激である緊張感や怒鳴り声で脳内のエネルギーが急降下して脳内がエネルギー不足になって解離して、退行（子ども返り＝赤ん坊に戻る）したり、静かに眠ってしまったりする。

こんな風に子どもが育つと周囲の大人たちから「お宅の子は良い子ですね〜」と言われて、両親は「私の育て方がよかったから」と悦に入っていたりする。

そんな親を見ると、「それって、育て方の問題じゃなくてトラウマですから！」とツッコミたくなる。「え！　両親が大声で喧嘩をしていただけで、トラウマになって脳機能が他の人と違ってしまうの？」と多くの人は単純に考えるが、トラウマっていうのは記憶に整理されていないから〝トラウマ〟なのであって、記憶に残っているものは本当のトラウマでは無い。

両親の怒鳴り声で固まってしまった子どもを見てみると、赤ん坊の頃の記憶にさかのぼっていく。赤ん坊の首が据わっていないときは、少しの力でも「ポキッ！」と簡単に首の骨が折れてしまう。

昔のドラマなんかで、怒っている人が鉛筆を握りしめていて、ぷるぷると震えてその鉛筆をバキッと折ってしまうシーンがあった。そんな場面を彷彿させる。

出産直後に、父親の浮気が発覚して子どもを抱えている母親が怒りでプルプル震えながら怒鳴り声を上げる。泣きじゃくる子どもを抱えてバキッとしたい衝動を抑えながら。この時の母親の殺意と怒鳴り声が最大級のストレス刺激になって、子どもの中の記憶が解離して〝死の恐怖〟が記憶に整理されずに脳に固着する。

そして、その〝死の恐怖〟が両親の怒鳴り声に条件づけられて、そのストレス刺激で解離するようになる。

普通の人は「戦争を体験した子どもたちがみんなトラウマになる訳じゃないんだから、最近の子どもたちが弱くなっているんじゃない！」と思ってしまったりする。

確かに戦争中は死の恐怖がそこら中にあふれているのだが、その戦争の死のストレス刺激が加わった時に少なくとも親は子どもの命を守ろうとする。でも、平和な時は、夫や姑への怒りから「この子を殺して私も死のう！」なんて思ってしまったりする。夫への執着から「当てつけで子どもを殺して、夫を苦しめてやりたい」という衝動は、確実に子どもの脳に伝わって、脳内では扁桃体が尋常ではない〝死の恐怖〟の反応をして、海馬はその恐怖の処理を拒否してしまう。

夫や姑への怒りに取り憑かれている母親の頭の中で展開される、子どもの柔らかい首の骨がポキッと折れてしまって青くなって息をしなくなる姿や、赤ん坊の柔らかい頭を机に叩きつけて柔らかい頭蓋が粉砕される場面の想像がもし子どもの脳へと伝わっているのならば、赤ん坊である子どもは一切抵抗できない立場なのだから十分にトラウマになり得る刺激であると考えられる。

母親が父親に対してヒステリックに怒り、そして「夫に当てつけるために子どもを殺してしまいたい！」という衝動を持った瞬間がトラウマとなった時、子どもの記憶は解離してしまうから、その場面は記憶として残らなくなる。まして、母親の頭の中で起こった殺意なので「そんなことは思ったことが無い！」と否定されてしまったら、完全に記憶を処理する術が無くなってしまう。そんな子どもはいつまでも「自分がおかしいからこんなに怯えるんだ！」と悩み続ける。

安静時になると襲ってくる〝母親から見せしめに殺される恐怖〟を回避するために、子どもだったトラウマの人はストレス刺激を注ぎ足し続ける必要に駆られるのだ。

〝恐怖〟の質でストレス刺激のパターンが決まる

母親が出産する時に父親が浮気をして、母親が「キー！」となって「夫を苦しめるためにこの子を殺してやりたい!」と殺意を抱いた時に、抵抗できない赤ん坊の脳内で〝死の恐怖〟が湧き、記憶が解離する。

常に、頭のどこかにその〝死の恐怖〟が存在しているから、その〝死の恐怖〟を回避して見ないようにするために、ストレス刺激を作り出して緊張のホルモンを下げようとする。普通の人だったら、ストレス刺激で緊張のホルモンが上がって緊張感が高まるのだが、トラウマを受けてしまった人は、ストレス刺激で緊張のホルモンが下がる。要するに〝死の恐怖〟から逃れるために緊張刺激を作り出し続ける、ということをしていることになる。

トラウマは、母親が「夫を苦しめるためにこの子を殺してやりたい!」ということから始まっているので、それを回避するストレス刺激のテーマは〝苦しめる〟になったりする。

常に、自分の中の〝苦しみ〟を見つけ出して、それに注目することでその苦しみを増幅させてストレス刺激を生み出してしまう。

それをしなければ、安静時に〝死の恐怖〟が襲ってくるので、それをやらずにはいられない。

そんな人の頭の中ではいつも不幸が渦巻いている。

将来のことを考えてみれば、高い理想があるのだが、自分がどんなに努力してもそこに到達することが出来ない、という不幸を作り出してしまう。

端から見ていると「そんなの理想に向かって行動すれば良いじゃん！」となるのだが、トラウマを受けた人の目的は〝死の恐怖〟を回避するためのストレス刺激である〝苦しみ〟を作り出すこと。だから、どうやっても失敗のイメージを作り出し、実際にその理想のために動くことをしない。動くことが出来ないのに、ものすごく高い理想を掲げて「やっぱり自分は不幸だ！」と嘆いて苦しみを増幅させて〝死の恐怖〟を回避する。

そして、〝苦しみ〟は過去の記憶を引き出すことでも簡単に作り出すことが出来るので、それを一日中でもやり続けてしまう。

過去の断片的な記憶をつなぎ合わせて「自分はあの人から蔑まれていた！」という事実を自分の中で作り出して、その時の屈辱感に浸り、そして怒り憎しみ、その苦痛に浸ってストレス刺激を脳に与え続ける。

そのストレス刺激で、トラウマによって断片化した〝死の恐怖〟を回避すればするほど〝恐怖〟は増幅するので、ますます強い刺激が必要になって、さらに過去の記憶をつなぎ合わせて、ものすごい不幸を生み出して人を憎しみ恨む。

過去の記憶パーツを色々集めてきて、つぎはぎしてまるでフランケンシュタインみたいな怪物を作り出し、その怪物相手に戦い続けることでさらに強烈なストレス刺激が作り出せ恐怖から回避できるので、それが止められなくなる。

どんどん憎しみと恨みの事実が本人の中に作り出されて、その怒りのストレス刺激に浸ることで〝死の恐怖〟から逃れることをしている。

孤立の恐怖

トラウマを受けた子どもたちは、安静時の緊張が高く、ストレス刺激に曝された時に解離して子どもらしくない行動をとるから、他の子どもたちとの違いがわかりやすい。

その子どもの親たちを観察していると、非常に良い母親を演じているから〝虐待〟なんてことは想像することが出来ない。

でも、子どもは確実にショック体験で恐怖が解離して、その恐怖が常に脳に渦巻いていて、それを回避するためにストレス刺激を求め続けているのが観察しているとよく見えてくる。

その子どもの両親の結婚から出産、そしてこれまでの夫婦関係の歴史を振り返ってみると「あ！あの時の夫婦の事件が原因かも！」とトラウマポイントが見えてくる。そして、子どもの成長の経過を見ていると、確かにあのポイントから〝解離〟が始まっていたので「やっぱりそこか！」とパズルのピースがはまる。

ある子どもを観察していたらトラウマ性の緊張があるのだが、周産期からの両親の夫婦関係の経過を追っていっても「う〜ん？　どこにトラウマのポイントがあるんだ？」といつものように簡単に見つけることが出来なかった（表面的にはそんなにトラブルがある夫婦ではなかったのだ）。

そこで、子どもが〝恐怖〟を回避するために使っているストレス刺激を観察することにした。すると、ある一つのパターンが見えてくる。その子は、いつも過剰に友達に親切にしてしまって、そして、その友達から裏切られる、ということを繰り返していた。適度な距離を保っていればいいのに、と思うのだが、どうしても意地悪な子に近づき過ぎてしまい、その結果その意地悪な子に悪口を言いふらされたりして、傷ついて母親に泣きつく。そして、母親に慰めてもらう、ということが周期的に繰り返されていた。

安静時のその子の様子を観察していると、手元で携帯ゲームをいじっていて一見、周りの人には興味がない振りをしているのだが、耳はダンボ（ダンボの表現はもう古いか）。ちゃんと周りの人の会話を聞いていて、一言も聞き逃すことをしていなくて、時折大人の会話の中に入ってくる。そして、常に周りの人に気を使っていて、それを止めることができない状態にいた。

もしかして、これって「孤立する恐怖かも？」と仮説を立ててみる。学校では最悪な友達でも近づいて行ってしまうし、ゲームが楽しいはずなのに、それに集中することなく、常に大人の会話に入ってこようとするということは〝孤立する恐怖〟があるのかもしれないと思った。

そこで、母親に「産後にうつ状態になったことがありますか？」と尋ねてみた。すると「え?!

何でわかったの？」とビックリされた。産後にホルモンバランスを崩してうつ状態になって、本当に死にたくなった。そんな状態を夫に話したけど理解してくれなくて、その時は孤立感と孤独感がものすごく酷くて危なかった、と教えてくださった。

そこから想像できるのは、その子が赤ちゃんだった時に母親がうつ状態だったということは、赤ちゃんが情緒的な温かさを求めて泣いても母親は抱きしめて揺すってはくれるけど、温かさが返ってこない。そして、それを求めて泣くのだが、やっぱり機械的に揺すられるだけで情緒的なものが返ってこない。母親は、頭では「優しくしなければいけない」とわかっているのだが、気持ちが全く動かない。一生懸命にあやしているつもりなのに、自分のうつ状態を受け取ってか子どもは泣き止まない。このままでは子どもに悪い影響を与えてしまうかもしれないから自分が死んでしまいたい、と死ぬことを想像してしまう。

そんな母親の「死んでしまいたい」という〝死〟の感覚が情緒的な温かさを求めて泣いている時に母親から伝わってくる。母親からの温かさを求めているのにそれが得られなくて〝孤立〟を感じた時に、母親から〝死〟の恐怖が伝わってきて子どもはショックを受けて解離して泣くのを止める（死の恐怖は解離を引き起こすトラウマのもとになる）。

子どもが泣くのを止めたのは、求めていた温かさが得られたのではなくて〝孤立〟の感覚とともに〝死の恐怖〟が母親から伝わってきたショックで〝解離〟して静かに寝てしまう。

これを何度か繰り返しているうちに、〝孤立〟に〝死の恐怖〟が条件づけられて〝孤立の恐怖〟が脳に固着するようになる。こうして子どもは母親から伝わって解離してしまった〝死の恐怖〟を回避する行動を繰り返すようになる。

産後しばらくして、母親のホルモン状態は安定してきて、うつ状態は解消され、優しい温かい母親になって、夫婦関係に大きなトラブルもなくこれまで過ごしてきた。

だから「なぜ、この子どもがいつも人のことばかり気にしていて、勉強に集中できないのかがわからない」とみんなから問題視されてしまう。どうして、この子は友達関係で痛い目にあっても意地悪な子に近づくことを繰り返してしまうのでしょう？　と先生から不思議に思われるが、その子は止められない。

なぜなら、頭の中には〝死の恐怖〟に匹敵する〝孤立の恐怖〟が常に渦巻いているから、それを回避するためにいじめっ子のストレス刺激が必要だから。だから常に、その子は人間関係のトラブルを作り表面的にはものすごく良い子なのに心の中で相手に怒り続ける。常に孤独の恐怖があるので、一人になると人間関係のストレス刺激を使ってその恐怖を回避しなければならないので、意地悪な子からされた嫌なことを思い出して勉強に集中できなくなるので、先生からも両親からも問題視されてしまう。

友達関係もダメ、勉強も集中できないので「こんなに立派な両親なのになぜ、この子はこんなダメな子になってしまったの？」と周囲から思われてしまうのだが、みんなはこの子の受けた心の傷の深さをを知らない。

この子の中にある〝孤立の恐怖〟が〝死ぬ恐怖〟に匹敵するなんて、痕跡がきれいに消えてしまっているので誰からも理解されない。

そこがトラウマの厄介な所である。

ミス（誤り）の恐怖

トラウマの治療をやっていると、解離していた記憶がよみがえってくる瞬間を目の当たりにすることがある。

ある人（仮にAさん）の治療で、これまでの生育歴（生きてきた歴史のようなもの）を聞き取りトラウマポイントを見つけようとしていたが、聞き取り調査の時は見つからなかった。でも治療をしていたら突然、交通事故にあって死にそうになった体験が出てきたことがあった。

Aさんは、別にその話を隠そうとしていた訳じゃなくて、本当に記憶から抜けてしまっていたのだ。

その交通事故の〝死の恐怖〟が解離して脳に固着してしまったAさんは、ある時、バスに乗っていたら突然、怒りが湧いてきて、とろとろ歩いていた中年女性のお尻に蹴りを入れてしまった。それがきっかけで「自分は頭がおかしい」と思って相談に来たのだ。

交通事故からフラッシュバックする〝死の恐怖〟を回避するために、中年女性に怒りを向けてしまったのだが、本人はトラウマによって解離した〝死の恐怖〟を回避するため中年女性に怒りをぶつけてしまっている、なんていう仕組みには気付くことができない。

夜、テレビを見ていたら、突然、無性に何かが食べたくなってコンビニに走っていって、袋一杯に食べ物を買ってきてムシャムシャと食べまくって嘔吐してしまう。「何でこんなことをしてしまったのだろう！」と後悔する。でも、それが、ニュースを見ていたときにアナウンサーが言った『事故』の言葉に反応して交通事故の恐怖が襲ってきそうになったのを回避するための行動だなんて本人は思いもしない。


Aさんは仕事をしていて、突然、同僚の間違いを徹底的に追及してしまう。まわりの人が「え？何でそんなにしつこく追求するの？」というぐらい相手を追いつめてしまう。まわりの人はドン引きして冷たい目でAさんを見ている。後になって、それを見ていた同僚からAさんのミスを指摘されて、職場が四面楚歌状態になってしまう。確かに、よくよく考えてみたら、自分はそんなに仕事ができていないのに、何でそんなに人のミスが許せないの？と思うのだが、どうしても相手が許せなくなってしまう。

それが、〝死の恐怖〟の回避行動だなんて想像もできないのである。

治療をしていて、トラウマに近づくと、Aさんは治療者にものすごい怒りを感じるようになる。

そんな時、治療者の頭の中では「ここ掘れワンワン！　トラウマが埋まってるワン！」と花咲か爺さんの犬が吠えている。

怒りの下にある恐怖を見ていくと『ドーン！』とそれまで記憶から抜けていた交通事故のトラウマが出てきて、その時の恐怖が解離していたことを認識することが出来る。

その事故の場面の生々しい話を聞いてみると、Aさんがどうして恐怖がフラッシュバックした時に、そのような回避行動をとったかというパズルのピースがはまっていく。

Aさんの交通事故はハンドル操作のミスで起こってしまった。

だから、Aさんのテーマは〝ミスの恐怖〟だった。

バスの場面では中年女性がバスの入口からじゃなく出口から勝手に入ってきてしまったのを目撃して切れてしまった。『あのおばさんは間違えている（ミス）』で恐怖が刺激され〝怒り〟を中年女性にぶつけることで〝恐怖〟を回避してしまった。

ニュースで『事故』の言葉が頭に入ってきた時に、突然、夜中に食べちゃいけないものを食べてしまう。それまでせっかくダイエットをしていたのに〝失敗（ミス）〟を自らしてしまう。自分に対する怒りを誘発することで〝ミスの恐怖〟を回避していた。

職場の同僚のミスを攻撃してしまうのは、〝ミス〟をきっかけに交通事故で解離した〝ミスの恐怖〟が襲ってきたから、同僚への怒りでそれを回避しようとしたから、という話になる。

他の人がこれらのことを見たら「こじつけじゃない！」となるのだが、トラウマを受けた本人の中では見事に腑に落ちるのである。

事故のときの〝死の恐怖〟が自分のミスによって引き起こされたことから、死の恐怖が〝ミスの恐怖〟に条件づけられて、恐怖が襲ってきた時に、怒りや失敗で恐怖を回避することを繰り返していて、社会的にも身体的にもボロボロになっていっていた。

そして、トラウマによって解離していた交通事故の状況記憶と〝ミスの恐怖〟である感情記憶が脳内で統合されて記憶が整理されることで、それまで〝恐怖〟を回避する為に必要だった失敗や怒りの症状は軽減する。

このような典型的なトラウマは確かに沢山ある。

記憶から抜けていた事故の場面や虐待の場面が治療をしていくうちに出てくる。

「私にはそんなトラウマなんてありません！」と言っていた人が虐待の場面を思い出した時に「本当に記憶から抜けていたんだ！」とショックを受ける。

典型的なトラウマに接触した時に、治療者は「典型的なトラウマが出てきた！」と本丸を見つけたような気分になってしまうのだが「本当にそれがその人の本質的なトラウマなの？」ということを考えなければいけないような気がしている。

本当にそこが本質的なトラウマなのか？

私にとってトラウマの注目するべき一番の特徴は、安静時の過覚醒（過覚醒＝いつも頭が回っていて、不快なことを考えるのが止められないような状態）とストレス刺激が加わったときの解離状態にある。

脳の過覚醒があるから、常に頭の中は休まらずに嫌なことばかり考えてしまっている。頭の中が常に動いていて休まらないので疲れやすいし、すぐに脳内のエネルギーを使い果たしてしまうから何事も継続することが出来ない。何かを始めてもすぐに燃え尽きて、続けられなくなってしまう。そして、ストレス刺激である肝心な場面で解離して〝再上演〟や〝逆再上演〟を繰り返すので嫌な目にばかりあって不幸にまみれてしまう。そして、夜になって解離してその場で反応できなかったことを脳の過覚醒状態で後悔し、怒りがどんどん増幅して妄想状態に陥ってしまい、社会的に適応するのが難しくなってしまう。

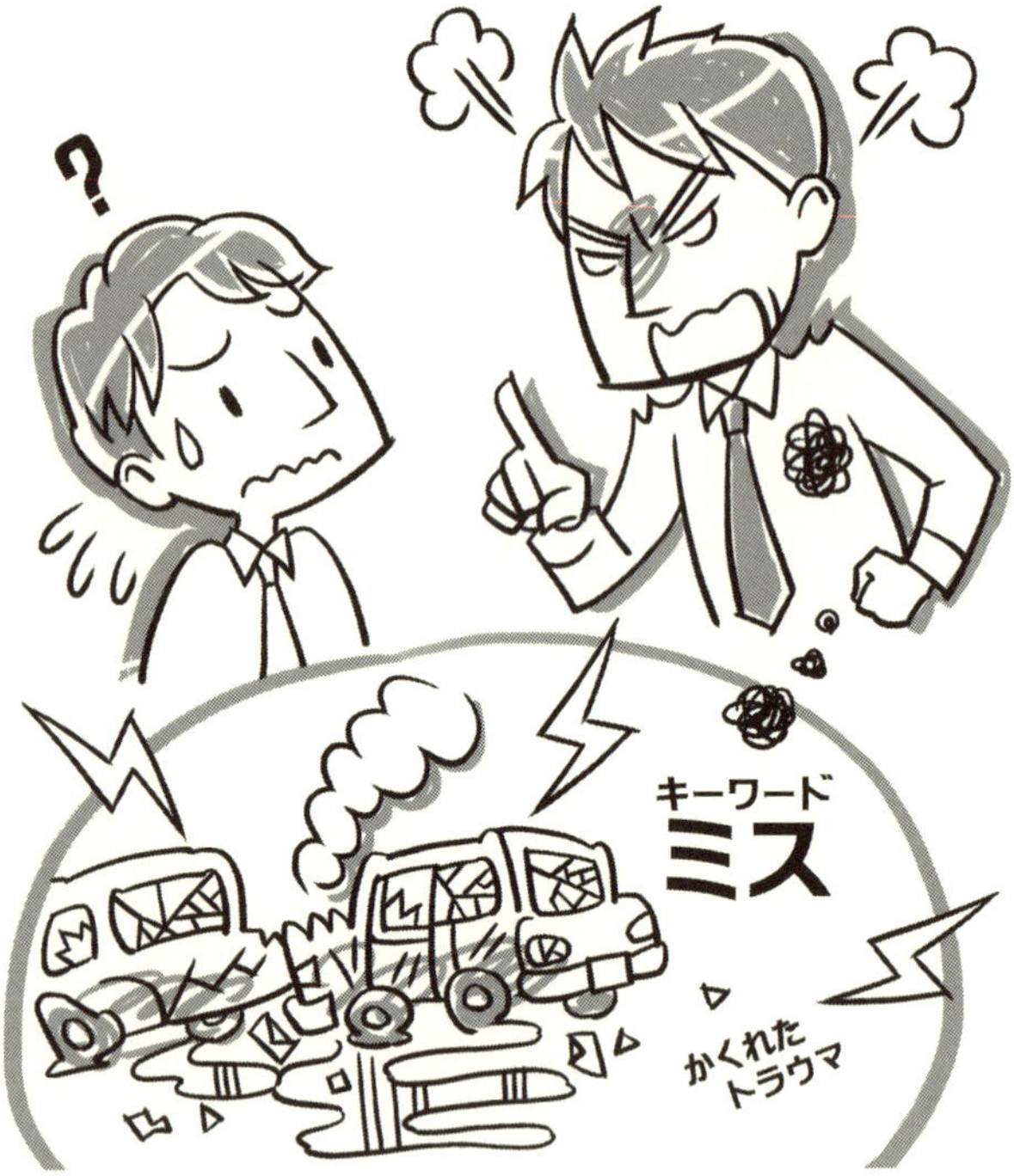

〝ミス〟で〝死の恐怖〟が刺激されると、〝怒り〟でそれを回避しようとする。だから、〝同僚のミス〟に対して異常に怒ってしまう。

これらの症状があってもトラウマは、解離して記憶から抜けてしまっているので「トラウマが自分の頭の過覚醒の原因となっている」なんて自覚は持てずに「自分が弱いからこのような状態に陥ってしまう」と思ってしまう。そして、自分を変える努力をし続けて〝失敗の連続〟を経験して絶望していたりする。

ここでもう一度、整理をしてみる。

「なぜトラウマで脳の過覚醒が起きてしまうの？」

それは、海馬が処理しきれないショック（恐怖）を体験して（トラウマ）記憶が前部前頭野に整理されず断片化して、感情記憶である恐怖の反応が脳に固着して消えなくなってしまっているから、という仮説を立ててみるとその仕組みがちょっとわかりやすくなる。

さらに、アルコールの恒常性（恒常性＝内部環境を一定に保とうとする性質）のメカニズムなどを考えた時に、恐怖を回避すればするほど、恐怖が増幅してしまうことが考えられる。トラウマを受けて、解離した恐怖がフラッシュバックとして襲ってくるのを回避するためにアルコールを飲んだ時、飲んだ瞬間は恐怖が緩和されたような感覚になるのだが、後になって恐怖は増幅してしまうので、さらなるアルコール量が必要となる、という悪循環からアルコール依存症は作られていく。

このように考えていくと〝恐怖の回避〟が恐怖を増幅していて、脳の過覚醒が収まらない症状を作り出している可能性が見えてくる。

暴露療法（トラウマ治療で最もメジャーな治療法）などでは、心的外傷の場面に段階的に直面して〝恐怖〟を回避することを止めてみることで、恐怖が自然と消失していくことを体験する。人間の身体の中には〝恒常性〟があり『真ん中に戻す』という力が働く。

そこで恐怖を回避せず感じ続けた時に、恒常性の機能が働いて平常心に戻っていく、ということが体験できるのがこの暴露療法の仕組みであると考える。

だから、記憶から抜けていた交通事故のトラウマが出てきたときも、暴露療法などを使って交通事故の場面を繰り返し感情を表出しながら思い出しているうちに、状況記憶と感情記憶が統合されて記憶の引き出しに整理されていき、あの中年女性に蹴りを入れてしまったような爆発的な怒りは消失する。

でも、本当にその人の脳の過覚醒は消えたのだろうか？

バラ色の人生

交通事故のトラウマが消えても、多分、その方はちっとも嬉しくないのだと思う。

「だって、トラウマが取れたってバラ色の人生じゃないから」ということになる。

骨折した人が、松葉杖をついてしばらく不自由で「アー！　早く治ればいいのにな〜！」と日々願っている。

でも、実際に治ってみんなから「よかったですね！」と言われても、そんなに嬉しくない。だって、元の自分に戻っただけだから。

でも、トラウマのケースの「治ってもそんなに嬉しくない」というのはちょっとそれとは違うような気がしている。

「トラウマが取れたらもっと自由になれるのかも？」という希望がそこにある。別にバラ色の人生を求めているんじゃなくて普通の人生を求めている。でも、それが周囲には理解されない。

「何不自由ないじゃない！」と言われてしまうのだが「全然わかってくれていない！」ということになる。

トラウマが治っても嬉しくない、というのは、根本的な脳の過覚醒が収まっていないからである。

治療者からすれば「え！　だって交通事故のトラウマを処理して爆発的な怒りは収まったで

しょ！」と思うのだが、トラウマの人は「いいや！　まだ、治っていませんけど！」となる。

脳の過覚醒が残っているから、嫌なことばかり目についてしまう。

自分が不幸だという感覚が切り離せない。

いつも自分ばかり嫌な目にあってしまう感がある。

物事をくそ真面目に考え過ぎてしまって他人が許せなくなる。

だから、気がついた周囲から仲間はずれになっている。

「それって性格的な問題でしょ！」と普通の人だったら切り捨ててしまう。

でも、トラウマの人は「トラウマが取れたらこれらの症状が消える」というイメージがどこかにある。

ということは、専門家は「この人の問題は交通事故トラウマだ！」と思っていて、実際に事故の場面は記憶から抜けていたし、死ぬ目に合うような派手な事故だったからトラウマはトラウマなのかもしれない。

しかし、その事故以前に脳の過覚醒のきっかけとなっているトラウマがどこかに隠れている可能性があるとは言えないだろうか。

それを本人は心のどこかで知っているから「トラウマが取れたら、もっと自分は自由に生きられる！」という感覚が存在しているのだと考える。

「トラウマが取れたってバラ色の人生じゃない！」と専門家は言う。

だが、それは治療者のポイントがずれているから、望んでいる結果が出せないのだと思う。

「君！ 僕たちは錬金術師じゃないんだから！ クライアントさんの望んでいるようにしようとするなんて傲慢だよ！」と否定される。

でも、何かが違っているような気がする。

脳の過活動はどうやったら収まるの？

ショック体験で解離した〝恐怖〟から回避するために、その恐怖とは違う〝怒り〟などの感情をピックアップしてきて、それに注目して執着しまう。でも〝恐怖〟から回避すればするほど、その恐怖は増幅して、ますます回避行動が必要になってしまう、という循環がある。

シェルショックのジャンプの症状を見る時に、恐怖を感じて、それを回避するためにジャンプする。ジャンプして回避すれば恐怖が増幅するので、次のジャンプが必要になり、ずっとジャンプし続けてしまう、という奇異な行動が作られてしまう。それと同じように、〝怒り〟で〝死の恐怖〟を回避すればシェルショックのジャンプのように、増幅された〝恐怖〟をさらに回避しなければならず、ジャンプが止まらなくなるように、怒ることを止められなくなる。そして、その連続が脳の過覚醒を作り出す。

トラウマの人の脳は過覚醒を起こしている。

頭の中には、次から次へと不安や怒りを誘発するような出来事や考えが浮かんできてしまう。ちょっと不安になって、その不安を解消するために調べ物をすると、調べたことで不安は解消せずに、次の不安、そしてさらに次の不安が浮かんできてしまう。その不安を解消するために、どんどん調べものをしていると、さらなる不安が出てきて、そしてそれがやがて怒りに変わり、やがて憎しみへと変化していく（この憎しみは他人に対してだけではなく、自分に対しても向けられる）。

この〝不安〟というのは、トラウマ体験によって解離した〝恐怖〟の回避だったりする。不安を使って〝恐怖〟を回避すれば、恐怖は増幅するのでさらに回避する必要が出てくるので、更なる不安が追いかけてくる。それで恐怖を回避すれば、恐怖はさらに増幅するので、さらに強烈な回避が必要になるから〝不安↓怒り↓憎しみ〟へと膨らんでいく。

だからトラウマの人は「私って大丈夫ですよね！」と他人に確認したくなる。そして他人が「大丈夫ですよ！」と答えると、今度はその「大丈夫ですよ！」と答えてくれた人に「私のことを何も知らないで、何で安易で無責任なことを言うんだ！」と怒る。そして、しばらくすると「あの人は私のことを見下している！」と憎しみへと変化していく。

トラウマの人は〝恐怖〟から回避するために〝不安〟を作り上げるが、その不安を誰かが解消してあげようとした時に、恐怖と直面する恐怖に襲われるので、その恐怖から回避するために〝怒り〟が必要になり、さらにはもっと強い感情の〝憎しみ〟へと変化してしまうので、その憎しみは不安を解消しようとした人へと向けられて相手を傷つけてしまう。

トラウマの人は、こんなことを繰り返して人間関係を破壊し続ける。でも、解離した恐怖が襲ってくるので、どうしても回避する必要があるからどうすることも出来ないのである。

そう考えると〝思い出されたトラウマ〟で両親や過去に関わった人への怒りが止まらなくなっているというのも、根底にあるトラウマの〝恐怖〟から回避するためのダミーである可能性がちょっとだけ見えてくる。

出てくるトラウマは〝恐怖〟の回避になっていた

ある男性が「突然怖くなって何も出来なくなってしまう」という症状を訴えてカウンセリングに来室された。

上司から怒鳴りつけられたことをきっかけに、ある時、仕事先で怖くなって冷汗が止まらなくなり、ある日突然、固まって動けなくなってしまった。

確かに、職場はやりたくない仕事ばかりやらされていて、しかも嫌な上司の下で働いていていたのでストレスはものすごくて、夜、寝ようとするとその日にあった嫌なことが思い出されて夜も眠れないことが何度もあった。

こんな話を聞いたら、普通「ストレスが溜っているから、そのような症状が起こったんですね！」とすべて仕事や上司からのストレスに「怖くなった」の原因を分析してしまう。


でも、トラウマ専門家は「怖くなる！」という症状は、「ショック体験から解離した〝恐怖〟が原因している可能性があるかもしれない」と上司が怒鳴りつける以前に記憶から抜けている出来事を探しにいく。なぜなら、上司から怒鳴りつけられたことはちゃんと記憶に残っているからトラウマ化している可能性は低くて、記憶から抜けてしまっているショック体験を探す必要があったから。

探してみると、上司から怒鳴りつけられる2ヶ月前に男性は交通事故にあっていた。

信号待ちの停車中に突然、後ろからトラックに追突されて、大切にしていた車が大破した。

カウンセリングの時に「上司に怒鳴られた以外で最近、恐怖を感じたことは？」という質問に対して、男性からは、この事故の話は一切出てこなかった。

でも、この交通事故後に、男性は怒りっぽくなっていて、ちょっとしたことですぐに切れる、という状態になっていた。事故で解離してしまった〝恐怖〟が脳に固着していて、それを〝怒り〟で回避する、という可能性が見られたことから「この事故の時の〝恐怖〟が解離してしまっているのかも？」と考えた。

もちろん、交通事故時の脳外傷の問題からちょっとしたことでも敏感になって切れやすくなってしまっていたことも考えてみた。

でも、トラウマ的な〝解離〟の問題に焦点を当てて治療を勧めていくと、面白いことが起こった。

当時のトラウマ治療は、〝恐怖〟と〝怒り〟は表裏一体、と考えていて「突然怖くなる！」という症状は「抑圧された怒りが〝恐怖〟の原因である」というような仮説を元に進めていた。怒りが表現できなくて、その表現できない怒りが〝恐怖〟に変換されて〝恐怖〟がいつまでも消えなくなる、と考えていた。

だから、事故場面の抑圧された〝怒り〟を吐き出すことで、怒りと表裏一体である〝恐怖〟は軽減すると仮説を立てた。

そこで事故の場面で抑圧された怒りに焦点を当てて、それを吐露することを続けていた時に、臨床家としてはものすごい場面に遭遇した。

何と、抑圧した〝怒り〟に注目してもらっていたら、母親から殴られていたときの記憶がよみがえってきたのだ。

初回面接で母親の性格特徴を聞き取ったときの印象は真っ白だったのに、その母親が「鬼の形相で男の子を殴っていた」という記憶が抑圧されていた〝怒り〟に注目を向けた時に出てきた。そして、母親に対する怒りや憎しみに注目した時に「突然襲ってくる恐怖」は軽減していった。突然襲ってくる恐怖が軽減して、職場の上司からも「君！　変わったよね！」とフィードバックしてもらえるようになった。

それなのに、その男性は、今ひとつ満足した様子が無かった。

職場や電車の中で突然襲ってくる〝恐怖〟は感じることは無くなったのだが、普段の緊張感が消えない。過去のトラウマを治療すればそれらの緊張も消えると思っていたのに、それが消えていないから「満足できない」という感覚になるのだった。

当時は、脳に帯電した〝怒り〟を放出すれば、脳の過覚醒が収まると信じていた。

トラウマ専門家たちの仮説を元に治療を進めていけば確かに症状は軽減するが、クライアントさんたちが求めている「緊張が無い世界」は訪れてこない。

怒りに注目を向けさせると、根底にある〝恐怖〟を回避する術を与えてることになる。だから、怒りに注目を向けさせれば、その時は恐怖をいったん怒りで回避するから、きれいに症状が消えたように見えるけど、根底にある断片化した恐怖は消えないので、脳の過活動は収まらないし、不快なことを考えることが止められない。だから「何も変わっていない！」ということになるのだ！

怒りで恐怖を回避すれば、恐怖もどんどん増幅するので更なる回避のための〝怒り〟が必要になる。だから、次から次へと、〝恐怖〟の原因となる〝トラウマ〟が出てきちゃったりする。

不快な記憶が出てきて怒るたびに、根底にある恐怖を回避して、それが増幅して更なる怒りが必要になる循環がそこにあった（これはあくまでも私個人の仮説）。


でも、多くのトラウマで苦しんできた人たちは「トラウマに注目を向けたら、脳の過活動がいつかは収まる」と信じている。

だから、そこに真実はある。

注目すべきは〝恐怖〟でしょ！

心的外傷後ストレス障害（ＰＴＳＤ）の診断の前提として「危うく死ぬ、または重傷を負うような出来事」が存在することが必要となる。
多くのケースでは「自分は死ぬような体験はしていないけど親から酷いことをされ、それがトラウマになっている」と語る。その話を聞いた専門家は「変な本を読んで影響された思い込みでしょ！」

と、表面だけ話を聞いている振りをし、心の中では「あんた、それはＰＴＳＤとは違うから！」とツッコミを入れている。

そんなとき「ＰＴＳＤだったら記憶に残っている訳ないでしょ！」と反論したくなる。

根底にトラウマ体験の〝恐怖〟があって、その〝恐怖〟を回避するために「親への怒り」を使っている。「親から愛されなかった」とか「親から大切にされなかった」と怒り続けているのは、トラウマによって解離した〝恐怖〟を〝怒り〟というストレス刺激を使って〝回避〟しているだけ。

「そんな昔のことといつまでも恨みつらみを言って！」というのは、結局、本質的な〝恐怖〟を回避するために使っているダミーに過ぎない。

本当の〝恐怖〟は回避の怒りで隠れていて、その〝恐怖〟の元になっている記憶は〝トラウマ〟なので抜けてしまっているから、覚えている訳が無い。

「覚えていたらトラウマじゃないし！」

だって、そうでしょ！　ショックで扁桃体の反応が強烈すぎて、記憶を整理する海馬との間が遮断されて、記憶が整理されなかったとすると、扁桃体の反応がいつまでも消えることが無いから脳は過覚醒状態になってしまう。そして、扁桃体が突然、ショック時の反応をして記憶の整理を求めているから、フラッシュバックが起きる。もし、記憶があるのだったら、扁桃体の反応は収まっているし、そんなにいつまでも不快な記憶として反芻していないはず、となる。

ここで、災害や事故など同じようなショックな体験をしてもPTSDに罹患する人とそうでない人の差がなぜ起きるのかが見えてくる。

ショックな体験後にPTSDの症状になってしまう人は、それ以前に記憶から抜けているトラウマがあって、解離して恐怖を回避しながら生活をしている。そんな人が災害や事故にあって、そのストレス刺激で根底にある〝恐怖〟を回避することが出来た時に、その事故や災害の場面を〝根底の恐怖〟から逃れるために繰り返し使ってしまう。

もちろん、それで回避すればするほど恐怖は増幅するから、さらに〝回避〟を強化しなければならなくなり、事故の不快な場面を繰り返し考えて不快な感覚を想起してストレス刺激を作り続けて〝恐怖〟を回避し続けることをしてしまう。

本当に処理したい〝恐怖〟は、その災害や事故の場面ではなくて、もっと以前の記憶から抜けてしまった部分なのだが、それは本人も記憶から抜けてしまっているのでわからない。〝回避〟するために使っているストレス刺激後に、脳の過覚醒などの症状だけがどんどん増幅されるからどんどん生きづらくなっていく。

同じ時にショックな体験をした他の人たちは、時間の経過とともにどんどん回復して楽になっていくのに、自分だけは症状が悪化して適応が以前よりも落ち続けていく。

もちろん純粋に、災害や事故などの死ぬような体験をすることで記憶が解離してPTSDになってしまうケースもある。

でも、時間が経過しても消えないトラウマについては「本当に、それがその人の脳に固着している〝恐怖〟の元になっている出来事なのだろうか？」と疑う必要が出てくる。

〝疑う〟ということがポイントなのだが、その〝疑う〟をテーマにトラウマのケースを見ていくと、とても興味深い発見があった。

PTSDの内容について知ろうとするから間違えるんだ！

なぜなら、トラウマの記憶って、ほとんど〝恐怖〟の回避のために使われている可能性があるから。

そう！　注目すべきは、回避じゃなくて、回避の元になっている〝恐怖〟にあるんだ。

〝恐怖〟は常に脳に固着している。

この〝恐怖〟に注目を向けた時にすっごい可能性が見えてきた！

見捨てられ不安は〝不安〟じゃなかった！

ちょっと寄り道をしてアルコール依存症のことを振り返ってみよう。

アルコール依存症の精神的な流れの始まりは「見捨てられ不安、ないしその予期」→「身体症状の退行（学校に行きたくない子どもがお腹が痛くなったりする症状が大人に出ること）」→「痛みを緩和する薬物（アルコールや鎮痛剤）を求める」→「飲酒することで母親をお腹に取り入れたような陶酔感」→「陶酔感で入眠」→「起きた時に〝見捨てられ不安〟を否定する」→「万能感（俺は自分一人で出来るんだぞ〜！）」→「失敗して再び〝見捨てられ不安〟が増幅」という流れになっている。

この流れを何も知らない人が見たら「アルコール依存って、寂しがり屋さんが、子ども返りをして、その寂しさからの苦痛を紛らわせて飲んでいるだけじゃない！」となってしまう。そこにある、ものすごいく興味深い仕組みに気付けなかったりする。

このアルコール依存症の流れをトラウマの観点から考えてみると「見捨てられ不安」というのは、幼少期にショック体験によって解離した感情記憶である〝恐怖〟になる。脳に固着した恐怖は安静時の脳の過覚醒を引き起こしていて、一般の人とは逆でストレス刺激によってグルココルチコイド（ストレスホルモン）が下がり、そして脳内のグルコース（エネルギー）が下がることにより頭がまともに働かなくなり〝解離〟が起きて〝退行症状〟が引き起こされるから〝子どもに戻る〟になってしまう。

そこで、再び上がってくる脳に断片化した〝恐怖〟を回避するために、〝飲酒〟をする。この後、治療者が〝陶酔感〟とか〝入眠〟に注目を向けてしまうと大切なことを見逃してしまう。問題は、飲酒をして陶酔感を得ることじゃなくて〝恐怖〟を回避することである。そして〝恐怖〟は飲酒で脳を麻痺させて回避したら増幅する、ということである。

飲酒して〝見捨てられる恐怖〟を回避すれば、起きた時には恐怖が増幅しているので、その恐怖を感じないようにするために〝怒り〟を使って再び恐怖を回避する。「見捨てられる恐怖」を怒りで否定して回避するのだから「俺は誰の助けも必要ない！」と怒りながら行動してしまう。でも〝怒り〟で〝恐怖〟を回避すれば〝恐怖〟はさらに増幅していく。だから、ちょっとした失敗で〝見捨てられる恐怖〟に直面することになり、さらにその失敗の〝怒り〟のストレス刺激でストレスホルモンが下がって解離して退行して身体症状が出て飲酒欲求につながる、という循環を繰り返してしまう。

アルコール依存症さんは酔っている時、そして〝恐怖〟を否認して怒っているときはかわいくないので「この人の根底にはトラウマの恐怖がある」なんて思えなくなってしまう（〝かわいくない〟はかなり主観的な言葉だが。

でも、ベロベロに酔っているアルコール依存症さんは、なぜあそこまでして〝見捨てられ不安〟

を回避したいのだろう？　とずっと腑に落ちなかった。でも、〝見捨てられ不安〟は「寂しい」とか「注目して欲しいから」なんて生易しいものじゃなくて〝死の恐怖〟に匹敵する感覚である、と考えた時に私の中で腑に落ちた。その〝見捨てられる恐怖〟の元になっている記憶はもちろんトラウマ化しているから想起できる訳がない。

カウンセリングの中では、その〝見捨てられ不安〟の元になっている記憶を探して、その記憶と断片化して脳に固着した恐怖を統合して記憶として整理しようとする。でも、幼少期のトラウマで解離した記憶を引っ張りだしてきて統合するなんて、その成功率はものすごく低いものになってしまう。

もし、トラウマを引き出してきて、その統合に成功した！　と思ったケースでも、本当にそれがそのケースの根底にあるトラウマなの？　という疑問がわいてくる。

その疑問は、統合に成功したと思われるケースにおいて〝脳の過覚醒〟が収まっているか否か、から湧き起こる。

ここで「そこまで考える必要があるのか？」という疑問がわいてくる。

「症状さえ消えちゃえば良いんじゃないの？」

でも、ただ表面的な症状が消えたってなぜか満足できない、というのがクライアントさんたちから伝わってくる。

このトラウマからの脳の過覚醒が消えなければ本当の意味での満足が無いのでは？　と思ってしまうから、こんなことを考えている。

実際、表面的な症状が改善しても、脳の過覚醒が消失しない限り「次の問題」が出てきてしまう。脳に固着している恐怖が消失しない限り、それを回避するためのストレス刺激は次から次へと作り出されていく。

こうして成功率が低いアルコール依存の問題を振り返った時に、一番の問題点として上げられたのが〝見捨てられ不安〟の本質を掴んでいなかったということ。それに気がついてしまった。

見捨てられ不安は、〝不安〟じゃなくて〝恐怖〟だと考えると、治療構造が全く違って見えてくる。

〝恐怖と回避〟として捉えた時に、初めて「何で今までこんな大切なことに気がつかなかったのだろう？」とショックを受けた。

コロンブスの卵

「ジュラシックパーク」や「ER」の原作者であるマイケル・クライトンの自伝の中で、トラウマの恐怖にターゲットをしぼった治療法を体験したことが書いてある。もちろん、その当時(1970〜80年代、たぶん)だったのでちょっと怪しい方法なのだが、今になって考えてみたら「あれって、トラウマ治療の肝を捉えていたんだ!」と理解できる。マイケル・クライトンは、人間関係で親密になれない苦しさを負っていて、それまで色んな改善方法を試したがどれもしっくり来なかったけど、その治療後には何らかの変化を感じていた、とその本は終っていたように記憶している。あの療法は、催眠療法を使った方法でちょっと怪しい部分があるが、見事に〝恐怖〟とその〝回避〟を捉えた手法だった。

いくらでも怪しい方法は使えるのだが、多分、トラウマを受けた人たちが求めているのは「脳の過覚醒が収まること」のみであると思っている。いつも、ごちゃごちゃと過去の出来事や未来の不快なことばかり考えてしまい、今を楽しむことが出来ないこの脳を静めることができたら、ということを純粋に求めている。〝脳の過覚醒を収める〟ということだけを追い求めた時に、それを得るための手法って、ものすごくシンプルになるような気がした。

それは、トラウマから起きる脳の過活動の構造の仮説を立てて、そしてそれに人間の神経メカニズムを利用してカウンターを入れる方法を見つけ出せばいい、ということになる。

トラウマの仮説では「ショック体験で解離した感情記憶である〝恐怖〟が脳に固着して脳の過

活動を引き起こしている」となる。多くの治療では、この〝恐怖〟に注目を向けるよりも、〝恐怖〟と対になっている恐怖体験の状況記憶を探して統合することを目的としている。でも、多くのケースを見る時に、確かに記憶から抜け落ちていた記憶が想起されることがあり、それが出てくるとそれまで感じたことが無かった〝怒り〟などが噴出してきたりするが、脳の過活動が収まらない。過去のことを思い出して繰り返し怒っていたり、周囲との関係で常に怒りを感じていたり、常に先のことが不安になっていたり、と脳の過活動が収まっていない可能性が見て取れる。本人がそれを一番自覚していたりする。治療を受けても、自分の求めていたものが得られたような気がしないのである。

そこからいくつかの仮説が立てられる。

そのいくつかの仮説の中で一番しっくり来るのが、「本物のトラウマの記憶は想起できる可能性は低い」ということである。だから、解離して脳に固着している〝恐怖〟を回避するためのダミーの記憶は出てくるけど、本当の〝恐怖〟の元になっている記憶は出てくるのは難しいのかも、と思ったりする。〝恐怖〟を回避するための記憶の特徴は〝怒り〟である。「親が～をした！」と怒れば、根底にある〝恐怖〟を回避することができる。でも、回避すればするほど〝恐怖〟が増してしまうので、親に執着して親に怒り続ける、という悪循環が起きる。

「想起できないんだったらどうすればいいの！」となる。

そこで、脳の過活動の元になっている〝恐怖〟に注目を向ける。

大学の教授が「人間には恒常性があるから、人は同じ刺激を感じ続けることが出来ない」と言っていたことが思い出される。

だったら、脳に固着している〝恐怖〟をなぜ人は感じ続けているのだろう。それは、〝回避〟してしまうからである。回避すれば〝恐怖〟が増幅するから、脳の過活動はずっと続いてしまう。では〝恐怖〟を回避しないで浸ってしまったらどうなるのだろう。

人間の神経のメカニズムに恒常性があるんだったら、過覚醒の元になっている〝恐怖〟に浸ってしまえば消えちゃうのでは？　と試してみた。

すると、大学の神経心理学の教授が言っていたことが正しかったことが証明されてしまった。

「恒常性があるから人は恐怖に浸り続けることが出来ない（回避しなければ）」

根底にある恐怖の探り方は後ほど説明するが、自分の根底にある恐怖を特定して、それに浸った時に、それまでわさわさして魑魅《ちみ》魍魎《もうりょう》状態だった脳が「し〜ん！」と凪になってしまった。

あんなに騒がしくて、怒りに満ちて、先のことが不安で心配だった思考がピタリと収まった！

「なんじゃこれは〜！」

面白かったのが、根底にある恐怖に浸ったときは脳は凪になったのだが、違う恐怖に浸ってみたら、怒りがどんどん湧いてきた。

これは興味深い!

瞑想も恐怖に浸る一つの方法

トラウマの人たちが常に不快なことばかり考えてしまうのは、トラウマで解離して脳に固着してしまった〝恐怖〟が消えないから。

その〝恐怖〟が消えないのは、〝恐怖〟を回避してしまうから、どんどん〝恐怖〟は増幅してしまう。

10年ほど前アメリカで、トラウマの専門家のヴァン・デア・コーク先生が「これからのトラウマ治療は瞑想だ!」と言っていたのを聞いた。また、怪しいことを言っちゃってー!と馬鹿にしていたが、そのうちにコーク先生が言っていたことがわかるようになってきた。

回避行動をするのでトラウマの〝恐怖〟が増幅する。それを瞑想させることによって、〝回避〟をさせず、しかも〝恐怖〟を増幅させないで、記憶を処理させようとしていたのだ(なるほど!なるほど!)。

コーク先生は脳神経の研究を行っている方だから、過覚醒と回避と恒常性の仕組みにいち早く気がついていたんだ、と思う。

〝恐怖に浸る〟ということをやってみて、コーク先生が言っていたことがよくわかるようになった。

回避しなければ、恐怖は消えていく。

でも、問題はその場の恐怖が消えても、普段の生活の対人関係の中で刺激を受けた時に、脳内で恐怖に似た活動が起こった時に、再び怒りで回避して脳が過活動を起こしてしまい、そこでさらに〝回避〟すれば脳の過活動は収まらなくなり、元の状態に戻ってしまう。

脳内で恐怖に似た反応が起こった時に〝回避〟が条件づけられている。その回避行動をしたとたんに、これまでの学習で恐怖が増幅して脳の過活動が始まってしまう。

回避行動っていうのはちょっとした〝癖〟のようなものである。

ある人が上司からパワハラを受けている、という。そして、上司を呼んで状況を説明してもらった。すると、上司は怒っているのではなくて、注意しているだけなのだが、その注意した後に、同じ失敗をわざと繰り返すから、さらに注意しなければならなくなる、と言っていた。

その場面を再現してもらった。

上司が今日の仕事の手順を説明した時、上司の声があるトーンになった時に、その人の視線が左に動いた。その次の瞬間からその人の魂が抜けたようになってしまった。

「あるトーンの声＝ストレス刺激」「視線を左に動かす＝回避」をした瞬間に恐怖が増幅して、上司から言われることが全てストレス刺激に変換されてしまい、その人の脳は過活動を起こして解離してしまう。トラウマの人はストレス刺激で脳内のグルコースが低下する可能性があるから「上司が言ったことが覚えられない」ということになり、同じ失敗を繰り返す、となってしまっていた。

「ちょっと視線をそらしただけなのに！」とそれだけで脳内で〝恐怖〟が増幅して〝解離〟してしまう。せっかく、何らかの方法で脳の過覚醒を落ち着かせても、簡単に元の過覚醒に戻ってしまう可能性がある。

だから、トラウマの治療は難しいのである。

恐怖を特定する方法

家で一人でいると急にこの間あった嫌なことが頭に浮かんできて「ちくしょう！」とか「くっそう！」とつぶやいてしまう。

この現象は、単純に考えてしまうと「過去にあった嫌な体験が思い出されてしまう」となる。そして、本人の認識としては「過去のことをいつまでも引きずっている弱い自分」となる。

でも、実際に起きているのは、トラウマを受けた時に解離した〝恐怖〟が安静時になるとフラッシュバック（上がってくる）してくるということ。普通の人だったら、安静にしていたらリラックスできるのだが、トラウマの人は、ストレス刺激が無ければどんどん脳の過覚醒が始まってしまう。そして脳の過覚醒が始まれば、その元になっている〝恐怖〟に近づいていく。その〝恐怖〟を回避するために「過去の不快な体験を思い出して怒る」ということをしなければならなくなる。そこで過去の不快な体験を思い出して、それをストレス刺激にすれば、脳の〝恐怖〟からの緊張は若干和らぐ。でも、ストレス刺激を使って恐怖を回避すれば、恒常性から恐怖は増幅するので、どんどん嫌なことを思い出してストレス刺激を入れ続ける必要が出てくる、というのが「嫌なことが次々と頭に浮かんできてしまう」という仕組みだったりする。

「何か不安なことを作り出してインターネットで情報検索をし続けて、それが止められなくなってしまう」というのも、トラウマで解離した〝恐怖〟が元になっていて〝不安〟はその〝恐怖〟からの〝回避の道具〟に過ぎなかったりする。でも、回避すればするほど恐怖が増幅するので、さらにストレス刺激となるネット上の不快な情報が必要となる。それを求め続けて止められなくなるのは〝恐怖〟が〝回避〟で増幅してしまうからとなる。

アルコール依存症さんが「見捨てられる恐怖」を回避して酒を飲めば飲むほど、どんどん恐怖は増幅するからさらなる酒の量を飲む必要がでてくるようになり、人間関係や身体を壊してしまう。恐怖を回避する道具が酒の代わりに過去の怒りだったり、不安だったり、性的妄想だったり、人によって様々である。それらに共通するのは〝回避〟すればするほど〝恐怖〟は増幅するから、その循環から抜けられなくなる、ということ。

コロンブスの卵的に考えてしまえば「回避行動よりも恒常性の仕組みを使って根底にある恐怖を消しちゃえばいいじゃん！」となる。

「どうやって根底にある恐怖を特定すればいいの？」

マイケル・クライトンの自伝の中では催眠を使っていた。意識は〝恐怖〟を自動的に回避するから、軽い催眠療法を使って〝恐怖〟を特定するのが一番手っ取り早いと考えられる。

でも、ここでは、あえて催眠療法を使わないで〝恐怖〟を特定する方法を考えてみる。催眠を使わずに〝恐怖〟を特定する方法は、人の恐怖の回避行動の修正に注目して、その〝回避〟に使っている感情にあえて浸ってみること。それで〝恐怖〟に近づけたりする。

誰かに失礼な態度を取られたことでムカついていたら、実はそのことで怒っているのではなくて、怒りは〝恐怖〟を回避するために必要なものだから回避のネタとして使っているだけ。でも、あえてその怒りに浸ってみる。その怒りにしばらく浸ってから、その怒りの下にある恐怖へと潜っていく。

ある人は、レンタルビデオ店の店員さんから失礼な態度を取られて怒っていた。その怒りにあえて浸ってみて、その怒りの下にある恐怖に潜ってみた時に「蔑まれる恐怖」がそこにあることが見えてきた。

回避の感情の下にある恐怖へと潜ってみて「それはトラウマの解離した恐怖なの？」と確認するためには、その恐怖に浸ってみればわかる。浸ってみると恒常性の機能が働き、その恐怖が薄れて消えていく。だから、〝恐怖〟に浸り続けることが出来なければ「本物のトラウマからの恐怖！」となる。恐怖に浸ってみて、不快感が次から次へと湧いてくる場合は「ダミーの恐怖！」となる。

そこでレンタルビデオ店の店員さんに怒っている人に「蔑まれる恐怖」に浸ってもらったら、どんどん不快な感覚が出てきた。「ダミーだ！」となるのだが、その湧いてくる不快な感覚にさらに浸ってもらって、その不快感の下にある恐怖へと潜ってもらう。すると今度は「孤立する恐怖」が出てきた。「孤立する恐怖」に浸ってもらったら、恐怖は10秒と続かずに何も感じなくなり、レンタルビデオ店の店員のことが一切気にならなくなった。

ということは「孤立する恐怖」が解離した〝恐怖〟である可能性が高くなる。

それを確認するために、思い出すと不快になる人物をあえて思い出してもらう。

その人の不快な人物は「母親」であった。母親のことを思い出すと嫌なことが次から次へと出てきて気分が悪くなる。

いったん、その不快感は脇に置いてもらって「孤立する恐怖」に浸ってもらって消えるまで待ってから、再び「母親」を思い浮かべてもらう。

「あれ？」

「何だか、どうでもよくなっちゃった！」と本人はビックリする。

そして母親に怒ることで「孤立する恐怖」から回避していたことを理解し、軽くショックを受ける。

恐怖を特定できたら、普段の生活の中で〝怒り〟という〝回避〟が起きた時に「孤立する恐怖」に浸ってもらう。回避が起きるときって、脳が〝解離した恐怖〟で過活動を起こしているときである。〝恐怖に浸る〟はあえて〝浸る〟ことで神経の恒常性の機能を使って、〝恐怖〟から起こる過覚醒を打ち消していく。

すると、〝回避〟が必要なくなり、それまで嵐だった頭の中が「シーン」と凪になる。

それまで感じることが出来なかった「頭の中の平和」が訪れる。

天邪鬼《あまのじゃく》的な反応

トラウマの人は脳の中が静かになってボケーッとすることが出来ない。

何もしないでボーッとしているときはあるのだが、その頭の中は常に何か不快なことが巡っているから休まらない。脳の過覚醒が起きているから常に周囲の情報に敏感で、ありとあらゆることに反応して考えてしまうのだ。

「色んなことを考えているから良い事もあるんじゃないの？」と他人からは思われる。でも、脳の過覚醒で色んなことを想定して先手を打てば打つほど、結果は裏目、裏目にでる。全て自分が思い描いたことと逆の結果になってしまう。

「だったら想定した逆をやればいいのでは？」と考えて手を打てば、さらにその裏の否定的な結果が出てしまう。

普通の人は、何も考えずに適当に行動して上手くやっているのに、自分はこれだけ考えて先手を打っているのに、全てが思い描いていたことと逆の結果になってしまう。

「なんで？」

トラウマの人の脳の反応は普通の人と逆である。安静時に緊張が高くて、ストレス刺激が加わったら、頭が真っ白になって動けなくなり何も考えられなくなってしまう。さらに、普通の人と脳の反応が逆ということは〝天邪鬼的《あまのじゃく》〟な反応が起きてしまう。

やってはいけないことをやってしまったり、言ってはいけないとわかっているはずなのに、それを言ってしまう。

例えば、上司から怒られたら、普通の人だったら緊張のホルモンが上がって脳が適切に働き上司の前で反省した振りをして「次回から気を付けます。ご指摘ありがとうございました！」と神妙な顔と前向きな態度が混じった返答をする。

でも、トラウマを受けて脳の過覚醒が起きている人は、上司から注意されたら緊張のホルモンが下がって頭が働かなくなり、退行して小学生のようにふてくされた態度を取ってしまい、上司の顔を見もせずに「はあ〜！」とまるで納得していないような態度を取る。その態度に上司が怒って声のトーンを上げたら、脳の過覚醒が起きていた人の脳機能はますます低下してしまい、何も考えられなくなる。脳機能が低下して、怒られた時の記憶が抜けてしまうのでその時の教訓は学習されない。失敗からの学習がないだけじゃなく、自分の失敗や、自分が上司に対してとった失礼な態度などの記憶が抜けてしまって上司が怒鳴りつけたことだけが頭に残ってしまうので「パワハラをするとんでもない上司！」と怒りまくって、〝恐怖〟を回避するネタにする。

脳の過覚醒が起きている人の天邪鬼的反応は非常に興味深い。

でも、本人はそれをしたくてしている訳ではなくて、脳の過活動があるから自動的に反対の行動に出てしまい、自分の思い描いていることの逆の結果ばかりになってしまうから、落ち込み苦しみ続ける。それらの結果がストレス刺激となり、恐怖を回避するのでますます恐怖は増幅して脳の過覚醒は収まらなくなり、天邪鬼的な反応をし続けてしまうのである。

そんな天邪鬼的な人生は嫌だから、ここで〝恐怖〟に浸って、脳の過覚醒を収めてしまおう、とすると、脳の過覚醒が起きている人の頭の中では面白い思考が湧いてくる。

〝恐怖〟に浸って脳が静かになってくると「脳の過覚醒を収めちゃって普通の人みたいになってしまうのは嫌かも?」と抵抗が湧いてくる。

これもトラウマで脳が過覚醒している人の天邪鬼的な思考になる。どうしても、本当に求めていることの逆を考えてしまい、それに捕らわれて本当にしたいことが出来なくなる。

だから、脳の過覚醒があると、楽になることや前向きなこと、幸せになることは一切出来なくなったり、続かなくなるのが特徴。

でも、過覚醒が収まってくると、前向きなことを継続するのが自然と出来るようになる。

〝恐怖に浸る〟というテクニックは、実は、過覚醒を起こしている人にはぴったりのテクニックになる。

なぜなら、「恐怖に浸る」のだから、一見、前向きには見えなくて〝不快〟に思えるから。〝不快〟

だから一見「前向き」には見ないから過覚醒の特徴である天邪鬼的反応が起こらずに簡単に続けることが出来てしまう。そして恐怖に浸っても、何か肯定的なことが起きる訳ではなくて、恒常性の機能を使って脳の状態をニュートラル（凪）に戻すだけだから、不思議と脳の過覚醒からの天邪鬼的な反応で変化を打ち壊す衝動が湧いてこなくなるのも、この方法の面白い所である。

〝恐怖に浸る〟を続けてみると、それまで見えなかったものが見えてきて、わからなかったものがわかるようになる。そして、自分の本当に求めていることに向かって自然と自由に行動したり、選択できるようになるのだ。

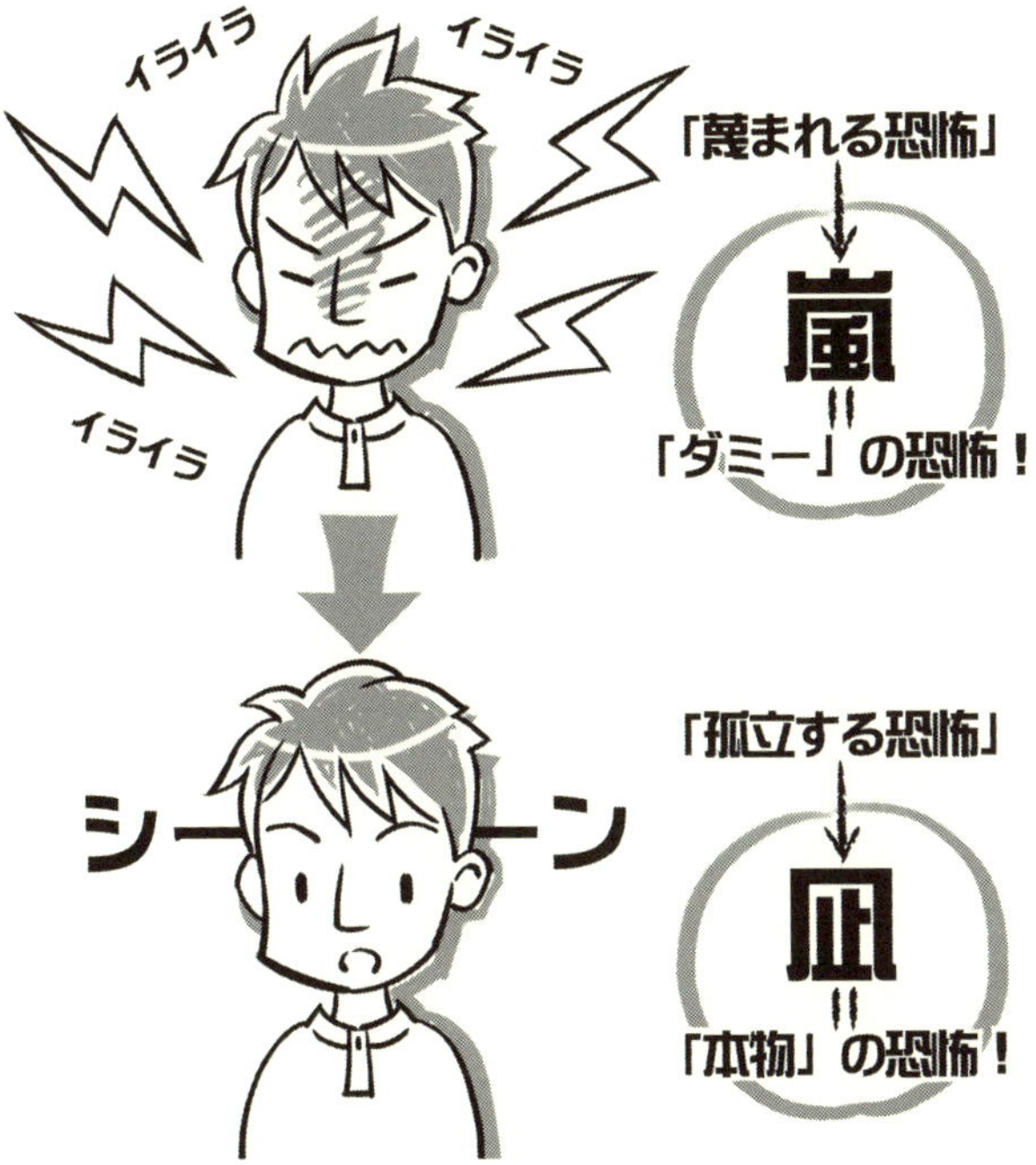

「本物」の恐怖と「ダミー」の恐怖がある。本物の恐怖は、浸り続けることができない。

第3章

言葉だけで脳は〝恐怖〟に浸る

根底にある恐怖を探ってみる

根底にある〝恐怖〟を探るのは意外と簡単なのかもしれない。

まず、根底にある恐怖を探るのには「恐怖は幻想！」ということを認識することから始まる。

〝恐怖〟を、単純に「命の危機」と考えると面白い。

「命の危機が、今、現在ここにあるのか？」

生きていて、そんな危機は滅多に無いのに、常にその命の危険がまるで目の前にあるように感じて怯えて動き回ってしまうのがトラウマの人になる。なぜなら、トラウマで命の危機を感じた時に、その感情記憶が解離して、その時の〝恐怖〟が脳に固着してしまったから。

だから、ちょっとした刺激が脳に固着した〝恐怖〟と結びついてしまい「恐怖！」となって、怒ったり、怯えたり、慌てて動き回る。そこにある恐怖は〝今〟じゃなくて〝過去〟の〝幻想〟なのだが、今見ている現実に脳に固着した恐怖を結びつけてしまうから、トラウマの人は「そこに現実として存在する恐怖」と認識して行動してしまい実際に危険を作り出してしまう。

あるトラウマの人が包丁を持てば、手にした包丁を固着した〝恐怖〟と結びつけてしまい「もし、私が包丁で自分の指を切ってしまったら！」と考えてしまう。

指を切った痛いイメージがストレス刺激になってしまい、トラウマの人の脳のグルコースは低下してしまう。

普通の人だったら、ストレス刺激が入ったら「気を付けよう！」と脳内のグルコースがアップして集中力が増すから、丁寧に包丁を扱うことが出来る。

トラウマの人だとその逆になってしまうから、ストレス刺激で注意散漫になり、突然手に力が入らなくなり、包丁をうっかり落としてしまう。

そしてトラウマの人は後から「やっぱり、私の恐怖は幻想じゃなくて現実にそこにあるものじゃない！」と怒る。

恐怖したことがどんどん現実になってしまうのがトラウマの人の特徴となる。

幻想の恐怖が作り出す現実の世界でもがき苦しむ。でも、その現実は脳の中で作り出されている幻想だから、他の人には決して理解されない。だから、トラウマの人は理解の無い他人に怒りながら一人で怯え、もがき苦しみ続けることになる。

そんな幻想の恐怖を探って浸ってみると興味深いことが見えてくる。

「自分の根底にはどんな幻想の恐怖があるのかな～？」と興味を持って見てみると結構面白い！

一度〝幻想の恐怖〟と思ってしまうと探るのは簡単。

ある人が、自分の投資した株で損をしたお金のことで一日中グルグルと考えていた。「あの時、あの株を売っておけばよかったのに！」と悔しくなる。そして「あの人の意見を聞いたから、あのタイミングを逃したんだ！」と人に対しての怒りが湧いてくる。「何でいつも自分はついてないんだ！」と自分の不幸を嘆きながら時間が過ぎていく。そして、グルグル考えているうちに「やっぱり売っちゃおう！」と株を売ってしまって、その後に急激に株価が上がって「オーマイゴッド！」とさらに売ってしまった自分に怒りが湧いてきて、自分を怒らせて判断力を低下させた連中にさらに怒りが湧いてくる。

この方が「恐怖に浸る」に興味を持って、根底にある恐怖を探ってみることにした。

売って損をしたあの株のことを考えてみて、怒りに浸る。そして、その怒りの下にある〝恐怖〟を探ってみた。

するとすぐに浮かんできたのは「貧困の恐怖」であった。

自分が貧しくて貧乏になってしまう、という恐怖である。

この時に、「どうして自分はこんなに貧困に対して恐怖に思ってしまうのだろう？　もしかして幼児期に貧乏な体験をしたから？」などと分析してしまうのは〝恐怖を回避〟していることになる。「なぜ？」と分析してしまうと、両親に対する怒りが湧いてきたり、貧乏を馬鹿にしたクラスメイトなどが出てきてさらに怒りが出てしまう。その後に回避した恐怖が増幅し悪循環になってしまうから分析はしないようにする。

「貧困の恐怖」に浸ってみると、どんどん怒りが湧いてきてしまう。自分が惨めになって馬鹿にされている怒りに変わってしまう。怒りが湧いてくるようだったら、この〝恐怖〟はダミーの可能性がある。

馬鹿にされて怒っている場面に浸って、その下にある恐怖を探ってみる。すると「蔑まれる恐怖」が出てきた。人から蔑まれて馬鹿にされる恐怖が自分の中から出てきて「あ！ これだ！」と自分の中で納得する。

そして「蔑まれる恐怖」に浸ってみる。浸ってみると、今度は「何で両親は自分をこんな風に育てたんだ！」という怒りが湧いて来てしまう。

怒りが湧いてきてしまうということは、この恐怖もダミーの可能性があるので、両親への怒りに浸ってみて、その下にもぐって底にある恐怖を確認してみる。

すると「孤立する恐怖」が出てきた。蔑まれて惨めになって、そしてみんなから見捨てられて孤立してしまう。誰からも相手にされない恐怖に浸ってみる。

すると「あれ？」。

「孤立する恐怖」に浸ってみると怒りが湧いてこなくて、スーッとどうでもよくなってしまった。

「あれ？」

もう一度「孤立する恐怖」に浸ろうとしたが何も感じない。

そこで、もう一度、損をした株のことを考えてみた。

「あれ？」

さっきまであんなに「悔しい！」と思っていたのがどうでもよくなっている。

「別に！」と言う感じになっているから面白い。自分は守銭奴で損をしたお金のことを忘れることが出来ない、と思っていたらそれが違っていた。

お金がめちゃくちゃ気になるのは「孤立する恐怖」が根底にあるからなのだ。

ちなみに、根底にある恐怖は複数じゃなくて一つだと仮説を立てている。

複数を使ってしまうと根底にある恐怖の回避として使ってしまう可能性があるから。

脳の過覚醒がポイント

トラウマの人って、一日の大半の時間は〝恐怖を回避する〟ために費やされてしまう。

人のことを心配したり、将来のことを思いあぐねたり、人の気持ちを勝手に探って独り相撲をしていたり、頭の中で人に怒ったり、過去を振り返って後悔したりするが、これら全てがトラウマで脳に固着した〝恐怖〟から回避するためのものだった、と考えてみると非常に興味深くなる。

脳的に考えてみると、普通の人だったら、今、目の前に危険が無ければ、脳は静かである。だから、平安でボーッとその静かな時を楽しむことができる。脳が安静状態なので、刺激が無ければ何も考えること無く、その場の風の音や人の行き交う音などに耳を傾けながら、さらに脳は安らいでいく。トラウマで〝恐怖〟が脳に固着してしまうと、脳は常に過覚醒を起こしている。だから、目の前に危険が無くても、脳は常に危険に直面している状態なので、ちょっとした刺激で「自分は攻撃されている！」とか「馬鹿にされて悪い噂を風潮される！」という感覚になる。

極端な例に思えるかもしれないが、人の足音が聞こえただけで「わざと音を立てて歩いて自分に嫌がらせをしている！」と思えてしまう。なぜなら〝恐怖〟が常に脳に固着しているから、ちょっとした刺激でも、その恐怖に結びついて、恐怖でその刺激を解釈してしまう。誰かが外で笑っていたら「自分の事を話して笑っている」というのはトラウマの人の脳だと当たり前のこと。

それを話してわかってくれない人に「何であなたは私の気持ちがわからないの！」と怒る。これも〝恐怖〟のフィルターが掛かっているからそのような反応になってしまう。

脳に固着しているのは〝死〟に直面するような〝恐怖〟であるから、バイクの大きな音がしたら、その恐怖と結びついて「殺される！」という恐怖の感覚に陥ってしまう（本人は「殺される！」までは意識できない）。その〝恐怖〟を回避するために「あのバイクは俺にわざと嫌がらせをしている！」と怒る。

それを聞いていた人は「それはあんたの被害妄想よ！　そんなに怒ったって変わらないじゃない！」と怒りを収めようとする。すると、トラウマの人は怒りをたしなめようとする人に怒りを向けることで〝恐怖〟を回避できちゃうから、怒りをぶつける。トラウマによる死に直面するような〝恐怖〟がそこにあるので、怒っている本人はものすごく激しく怒る。

でも、誰もそれを理解しない。

ある人は、息子の将来のことを心配して、常に「息子が社会適応できなくなったらどうしよう」と次から次へと息子が不幸になる想像をしてしまう。ホームレスになったらどうしよう。人に騙されて借金を重ねて追い込まれてしまうような状態になったらどうしよう、などと考えて不安になってしまう。

そこで誰かが「そんなの現実に起きてる訳じゃないじゃない」と言うと「私の気持ちをわかってくれない！」と怒りだす。

その人にしたら、それが現実で妄想じゃない。「だって、現実に息子は勉強もしないし、お金使いだって荒い」という。「あのままだったら誰からも相手にされなくて、社会で生きていける訳が無い！」と断定してしまう。

「親の言うことも聞かないし、部屋の片付けも出来ないから、この先、ホームレスになるに違いない！」と将来が見えてしまうのだ。

こんなときは、この不安や怒りの根底にある〝恐怖〟を探ってみる。

息子の将来が心配、という〝心配〟に浸り、その下に潜ってそこにある〝恐怖〟を探る。

すると「自分が周囲から子育ての失敗を責められる恐怖」というものが出てきた。要約すると「批判される恐怖」となる。

この「批判される恐怖」に浸ってみると、姑や夫に対する怒りが湧いてきた。姑は、人の悪口ばかり風潮して、夫はそんな姑からちっとも守ってくれなかった、という怒りが沸々と湧いてくる。

その怒りに浸って、その怒りの下にある〝恐怖〟を探ってみると「蔑まれる恐怖」というのが出てくる。この「蔑まれる恐怖」が出てきたときは、自然と涙が出てくるが、その涙の意味はわからない。

そして「蔑まれる恐怖」に浸ってみると、その恐怖がスーッと消えていく。

改めて「蔑まれる恐怖」と思っても浸り続けることができなくなる。

そして、再び、息子のことを考えた時に「どうでもいいか！」と思っている自分がいる。

「何だか、息子の将来はそんなに重要じゃない」とまで思えちゃうから楽しくなってくる。

注意書きとして、「蔑まれる恐怖」が出てきた時に、もしかして母親から罵倒されたことが、蔑まれることのきっかけなのかもしれない、と分析して記憶を結びつけようとすると、その分析が根底にある恐怖の回避となり、恐怖を増幅させてしまう。分析をして恐怖を回避することで、恒常性の機能により逆に怒りが増幅するから興味深い。
トラウマ性の記憶は抜けていて、想起するのは困難であると考えた時に、出てくる記憶はたいてい〝恐怖〟を〝回避〟するためのダミーである可能性が高い。なぜなら、もし本当のトラウマの記憶が想起されて感情と統合されて腑に落ちた場合は、感情はニュートラル（真ん中）になるはずであるから怒りは湧いてこないはず。怒りが湧いてくるということはニュートラルになっていないことになり、記憶の統合はなされていない可能性が考えられる。

だから、この「恐怖に浸る」テクニックでは、記憶を探ることはしないで、ただ、根底にある一つの恐怖に注目を向けて浸り、恒常性の機能を使って脳の過覚醒を収めてしまおう、というのである。段々面白くなってきた！

〝恐怖〟と〝回避〟の悪循環は変わらない？

大学の頃に「統合失調の患者さんは、真っ暗な底なし沼に引きずり込まれるような恐怖がある」と教授から教えてもらった。だから、統合失調の患者さんは妄想を使ってその恐怖を回避する。でも、問題は、妄想を使って恐怖を回避すればするほど〝恐怖〟は増幅して「ものすごい恐怖！」になるから、さらにそれを回避するために「ものすごい妄想が必要！」になる。
だから、神から選ばれた唯一の存在になったり、政府の秘密の組織から監視されていたり、有名人と秘密の恋愛関係におちていたりする。一度、妄想で〝恐怖〟を回避してしまえば〝恐怖〟は増幅するので、どんどん妄想もエスカレートしていく（大学の寮にはしょっちゅうブッシュ大統領が訪問していた）。

また、〝恐怖〟をアルコールで回避すれば、〝恐怖〟はどんどん増幅するから、それを回避するアルコールの量もどんどん増えていき、アルコール依存症になる。

最近のトラウマの研究で、トラウマ直後のデブリーフィングはトラウマを予防する効果は認められない、という報告があった。デブリーフィングとは、災害に直面した人たちを対象にしたグループ療法で、グループ内で出来事の再構成や感情の発散、トラウマの反応の心理的教育が行われる。でも、報告では、デブリーフィングを行ってその時は良くなったような感覚が得られるが、将来的にはＰＴＳＤが悪化する、とあった。

要するに、〝恐怖〟をデブリーフィングで勧める怒りや恐怖の「感情の発散」で〝回避〟すると、恐怖は増幅して、さらなる感情の発散が必要になり、それで〝恐怖〟を回避すればさらに〝恐怖〟が増幅する、という循環になるのだと考えられる。

〝恐怖〟は自然にさらしておけば、動物の恒常性の機能で凪になる。でも、それを〝回避〟することで逆に〝恐怖〟は増幅して、その増幅した恐怖を回避すればさらに恐怖は増幅していくという悪循環に陥ってしまう。

多くのトラウマの人は、〝恐怖〟に対する〝回避〟を、思考の中でしている。人に怒ったり、不安になったり、心配したりすることで〝回避〟を効率よく行っていて、増幅した恐怖も思考の中で激しくなるだけなので、一見、症状としては派手には見えない。

だから、普通の人が端からトラウマの人を観察していても「別に何も症状があるようには見えませんけど？」と思ってしまう。

〝恐怖の回避〟に使っている思考も「子どもの心配」とか「金銭的な問題」や「人間関係のちょっとしたごたごた」などの一般的なネタだったりするから「誰でも同じことで悩んだり、怒ったりしてるでしょ！」と思う。

でも、トラウマの人の特徴は、常に、それらのストレス刺激が順番に循環していて、脳に安静が無い。何も考えないで落ち着いていることが難しい（ストレス刺激で解離して感覚が麻痺している間はあるが、それは〝安静〟とは言えない）。周囲の人への心配や怒りを抜きにして純粋に自分の楽しみを追求したり、自分のしたいことをすることが出来ない。なぜなら、〝恐怖〟と〝回避〟を繰り返していて脳が過覚醒を起こして解離していて「自分の感覚」が完全に麻痺してしまっているから。

だから、トラウマの人たちは一見普通の人に見えて、中身は全く違っているのである。

統合失調やアルコール依存のことを考えてみると、一度、〝恐怖〟と〝回避〟の悪循環になってしまったら「変わらない！」というのが治療者の常識になってしまっている。

そう考えると、トラウマの人の一見普通に見えて、頭の中はいつも思考中毒状態で過覚醒を起こしている状態も「変わらない！」と考えるのが妥当な判断だと考えられる。（アルコールで恐怖を回避しているとアルコール中毒になるが、思考で恐怖を回避すると思考中毒となる＝不快なことを考えるのを止めたくても止められない）。

トラウマの人が訴えている〝不安〟や〝怒り〟をいくら表面的に治療した所で、それは全て〝回避〟のネタに使われて、結局〝根底にある恐怖〟が増幅してしまうので、脳の過覚醒は収まらずに「変わらない」となってしまう。

でも、「変わらない！」と言うのは、これまで〝根底にある恐怖〟に焦点を当ててこなかったからかもしれない。

恒常性の機能を持つ人の脳の〝恐怖〟の反応がなぜ消えないのか？　というメカニズムの仮説を改めて見て、〝根底にある恐怖〟に焦点を当てた時に「何かが起こるかも？」という不思議な感覚が湧いてくる。

恐怖の浸り方

トラウマを受けた人たちの悩みや怒り、そして不安などは、打ち消そうとしても消えずに広がってしまう。考えれば考えるほど、それらの感情はドンドン広がって、収拾がつかなくなってしまうのに、考えることを止められない。

「考え続けていなければ不幸になる」と思っているのかいないのか、考えることが止められず、ドンドン不快な感情は増幅していく。

興味深いのは〝根底にある恐怖〟を探し出して、それに浸ってみると、他の〝不安〟〝怒り〟や〝悩み〟などと明らかに違って、その〝根底にある恐怖〟は浸り続けることができない。

もっと面白いのは、〝根底にある恐怖〟に浸ることでそれまで騒がしかった頭の中に静けさが訪れ、それまで不安や怒り、そして苦痛だった対象がどうでもよくなってしまう。

そんな頭の中の凪を感じたときに「あ〜！　やっぱりトラウマの人の脳の過覚醒の元になっているのは解離してしまった〝恐怖〟なのね！」と感動する。

ちなみに「恐怖の感情に浸る」ということを何度か書いているが、それを読んだ人が「恐怖の感情なんかに浸れない！」と思うのは「正解！」である。

トラウマ時の恐怖なんて再現できないから〝浸る〟なんてことは意識してやることができない。

「え？　でも、恐怖の再現だったら、お化け屋敷には行ったときのこととか、ホラー映画を見たときの感覚を思い出せばいいんじゃない！」と考えるかもしれない。でも、その恐怖の感覚が〝根底にある恐怖〟とマッチしなければ、その恐怖は〝回避〟になるので〝根底にある恐怖〟は逆に増幅してしまうのだ（だからホラー映画を見るのを止められなくなる人がいる）。

ショックで記憶が飛んでしまうような恐怖で〝記憶が断片化〟しているのだから、その時の〝恐怖〟を意識的に再現するなんてできるわけがない。

「だったら、どうすればいいの！」

探り出した〝根底にある恐怖〟を目を開けたまま、7回頭の中で唱えるだけでいい！

「え？　恐怖のキーワードを唱えるだけでどうして恐怖に浸ることになるの？」

現代催眠の吉本武史先生は、ブリーフサイコセラピー研究10の「特別講演1：援助的コミュニケーションに見る催眠の発見」のあとがきで、

「〈無意識〉という言葉自体が、ある文脈に間違いなくCL（クライアント）をそれだけでトランスに誘うのである。それは確かに、人の意識的な内容を次第に解体しうる作用を持っている（改めて、言語がもたらす大脳への生理学的メカニズムを探求したいものである）」

と書いてらっしゃった。

要するに、催眠で相手を無意識状態にするのは、難しいことのように思われるが、実は「無意識」という〝言葉〟を使うだけで脳はすでに催眠状態に入ってしまう、とおっしゃっている。

〝恐怖〟も然り。

言葉だけで脳は〝恐怖〟の状態に浸ることができる。

恐怖の場面をイメージしたり、恐怖の身体感覚を意図的に作り出したりするのは、根底の恐怖に浸るというよりも、〝恐怖〟を回避するものになりえる。

なぜなら、そのイメージや身体感覚から〝恐怖〟じゃなくて〝怒り〟が湧いてきたり、不安になったりして〝恐怖〟とは違う感情へと誘われて、恐怖の感覚は消失せずに水面下でどんどん増幅してしまうから。

恐怖の言葉を頭の中で目を開けたまま唱えることで、恐怖は消失する。

それは、言葉によって〝恐怖〟に浸ることができ、やがてその恐怖は恒常性によって、平常心へと戻されていく。

頭の中が凪になる瞬間が訪れるのだ。

他人のための人生、自分の人生

〝恐怖に浸る〟目的は、トラウマで解離して脳に固着した〝恐怖〟から脳が過活動を起こしているのを収めるため。

「〝恐怖〟が脳に固着している」と簡単に専門家は言うけど〝死の恐怖〟は半端な感覚ではない。〝死〟というものが〝恐怖〟の背景にあるので、それがあると常に絶望と焦燥感に苛まれていて、いつもちょっとしたことで不安になったり、尋常じゃない怒りが湧いてきてしまう。

あるトラウマの人が「私は、今の家族との生活で十分満足できているから問題が無いと思います」と話していた。

家族のメンバーが問題なく生活してくれていれば、満足である、ということなのだが、それは〝根底にある恐怖〟に触れないように家族に注目しているから「問題が無い」と言っていることになる。

「家族を切り離して自分自身は何をしたいの?」と聞かれた時に、その人は自分自身の感覚と向き合う必要が出てくる。

そんな時にその余計な質問をした人に怒りが湧いてくる。

「どうして家族が幸せで満足しているって言うのに、それじゃダメなような質問をするの!」と。

実は、これって〝根底にある恐怖〟に触れるから〝怒り〟でその〝恐怖〟を回避しなければならなくなるため、〝怒り〟が湧いてきてしまうのだ。

「でも、家族が幸せだって言うならそのままでいいじゃない!」という反発が聞こえてくる。

もしかして、子どもたちが巣立ったり、仕事を辞めてから「空の巣症候群」になってうつ状態になるかもしれないけど、それまでが幸せだったら良いんじゃない! と考える人もいるだろう。


でも、親が自分の〝恐怖〟を回避するために子どもの心配をし続けるということは、ある意味で子どもを利用していることになり、そこでの〝心配〟の背後に親の回避している恐怖が隠されている。

恐怖を回避する為に心配された子どもは「親を死の恐怖に陥れないように」と親の心配を基準に物事の選択をするようになってしまう。親の心配を基準に選択するとは、心配がなくなったら〝死の恐怖〟に苛まれて親が苦しむから、あえて心配を欠かさないように親の為に失敗をし続ける。

その逆に、親の心配を回避してあげないと親が回避している〝死の恐怖〟が現実のものとなってしまうかもしれないから、強迫的に親の意向に添うように人生の選択をし続けてしまう。

それは、子どもが自分の感覚で生きているのではなくて、常に自分の選択に親の生死が掛かっていることを気にしながら親の為に生きていることになる。

だからそんな子どもは「自分の人生を生きている」という感覚がない。まるで、自分の人生を犠牲にして他人の人生を生きているような感覚になる（管理職猿が電気ショックを受けている隣の猿の苦痛を和らげる為に相手の苦痛を請け負いながらボタンを押し続けるイメージがここにある）。


そんな家族のメンバーはお互い自分の人生を生きることをせず、お互いのことを気にしながら、相手にとってよかれと思ったことをし続ける。相手のために自分の人生を犠牲にしている感覚を持ちながら、日々、相手のために演じ続ける人生である（以前、仮面夫婦、とか仮面家族、という言葉が流行った）。

見方によってはそんな人生も美しいのかもしれない。

でも、自分が犠牲を払って相手の為に尽くしても何にもならないことを本人は何となく知っている。

「意味がない」とか「本当は相手の為にならない」と知っていながらも自分の人生を犠牲にすることを止められない。

自分の人生を犠牲にするのを止められない理由を「家族だから当然である」とか「愛しているから」という台詞が真っ先に頭に浮かぶのだが、それが真実でないことも本人は何となく知っている。

多くのトラウマの人は、幼少期から〝恐怖〟がベースで生きているから、それが無い感覚を想像することが難しい。

だから、自分の恐怖が無くなってしまったら、逆に自分自身が無くなってしまうのでは？ という不安さえ抱いてしまう。

トラウマの人にとって〝恐怖に浸って〟そこから自由になるというのは、誰も訪れたことが無い未知の世界に足を踏み入れるような感覚。

そうして、恐怖から解放されていくと初めて、自分の人生を生き始める。

思考で脳をこねくり回す！

歯医者に行って、一本の歯の治療をしてもらったら、治療した歯の隣の歯がぐらぐら揺れ始めた。

「あれ？」

気になって、舌で触ってしまう。触ってみるとやっぱりグラグラ揺れている。

「もしかして、これって、このまま歯根が弱って抜けちゃうのかも？　と不安になってその隣の歯も舌で触ってみたら、舌の力でもちょっと動いてしまう。

頭の中に次から次へと歯が抜けてしまうイメージが浮かんできてしまい、不安になって歯を触る。触れば触るほど、歯の揺れ幅が大きくなっていく（ひえ〜！）。

歯医者の椅子に座った時に、目の前に何本もの歯がいっぺんに抜けてしまった人のポスターが張ってあって、それが自分の未来の姿のように見えてますます不安になる。

そんな時に「あ〜！　舌で歯を刺激するから炎症が酷くなるんだよな！」と思った。

でも、不安になればなるほど「大丈夫なのか？」と確認したくなって、舌で歯を刺激して炎症を酷くして、ますます歯が抜ける確率を高くしてしまっている自分がそこにいた。

歯が動けば動くほどどんどん不安になって、気がついたら3本の歯がグラグラしていた。

「こうして人の歯は抜けていくんだなー」と歯医者のポスターを眺めながら思っていた。

そんな時、大学の神経心理学の教授の顔が浮かんできた。

「あ！　刺激しなければ、恒常性で元の状態に戻るんだ！」と気づいてから舌で歯のぐらつきを確認するのを止めた。

考えてみたら、ぐらつきを確認すればするほど不安になってさらに確認したくて刺激を続けていた。

「恒常性！　恒常性！」と思いながら、1週間が経ち、そして2週間が経過し、さらに3週間目でこわごわと歯を舌で触ってみた。

「お！　歯のぐらつきが3本とも無くなっている！」と嬉しくなった。

「教授！　すげー！」と素直に思った。

「歯が抜けて醜くなっちゃう！」という〝恐怖〟を〝回避〟するために「舌で歯のぐらつきを確認する」ということをやっていたのだ。「歯が抜けちゃうかもしれないから、自分で確認しなければ！」と〝恐怖〟を回避したいから、余計なことを沢山やってしまう。ある時は、指で歯の揺れ幅を確認していた。

トラウマの脳になってしまうと〝死ぬような恐怖〟を回避するために、舌で前後左右に歯を動かす代わりに〝思考〟で現在、過去、未来、そして他人の思考へと動かし脳をグラグラさせて神経を刺激して過覚醒を起こしてしまう。脳がグラグラして過覚醒が起きれば起きるほどますます不安になるので、自分が不安に思っていることが現実になるのか確認したくて、思考で現在、過去、未来、そして他人の思考へと想像を膨らませて不安を動かし続ける。

不安を確認するために思考を使って、過去や未来、そして他人のことを考えれば考えるほど、脳は刺激を受けて〝過覚醒状態〟になっていく。

〝過覚醒状態〟になると、ちょっとした刺激でもイライラして、怒りを爆発させる。ある人は、脳の過覚醒から集中困難に陥ってしまう。過度の警戒心や、過剰な驚愕反応が起きて、睡眠障害に陥っていく。

普通の人に過覚醒の症状を説明しても「そんなこと大した症状じゃないじゃん！　別に死ぬ訳じゃないし！」と軽く見られてしまう。

でも、この過覚醒の症状から、口の中にある歯は抜け落ちないかもしれないが、人との関係での安全や安心感、そして人との信頼や親密感さらには人との一体感などがその人の人生から抜け落ちていく。それに伴って〝喜び〟や〝楽しみ〟、そして充実感などを噛み締める能力が欠けた人生を生きることになってしまうこともある。

逆に考えてみると「もし、思考で現在、過去、未来、他人の確認を止めて、脳をこねくり回すのを止めて過覚醒が収まったらどのような自分になるのだろう？」とワクワクしてくる。

同時に、「自分はどんな状態になってしまうのだろう？」とちょっぴり不安にもなる。

凪を求めるということ

トラウマで解離した〝恐怖〟を回避すれば、ますます〝恐怖〟は脳内で増幅して脳の過覚醒が起きてしまう。脳の過覚醒により、神経は敏感になり色んなことが気になって恐怖を回避するネタが増える。

その様は、私の中では、歯が抜けちゃうことが不安になって、グラグラした歯をいじればいじるほど神経を刺激して炎症が酷くなり、歯は余計にグラグラして現実に歯が抜けてしまうのと重なる。

涌き起こってくる不安や怒りが〝回避〟となって〝恐怖〟を増幅して脳が過覚醒を起こし、不安を現実化してしまうのだったら涌き起こる不安や怒りに触らなければいい。

「〝触らないことが大切〟だったら瞑想が一番じゃないか？」と言う人もいる。

瞑想が、トラウマによって解離した脳に固着した〝恐怖〟に浸る目的だったら有効である。ガウタマ・シッダールタ（仏陀）の話の中では、瞑想の中でマーラによって作られた〝恐怖〟と向き合って悟りを開いた、という場面が出てきた。

もし、瞑想を使う場合、〝恐怖に浸る〟ということをしなければ、瞑想自体が恐怖を回避する道具になってしまう可能性が出てくる。トラウマの人が瞑想の姿勢をとって目を閉じてみると、ありとあらゆる不快な記憶や未来の不安が出てくる。もちろんこれは脳に固着した解離している〝恐怖〟

を回避するために出てくる怒りや不安である。

目を閉じて頭を静かにしようとすると、トラウマの人の脳は静かになるどころか過覚醒が起きて脳内に固着した〝恐怖〟が暴れだすので、それを回避するための怒りや憎しみ、そして不安や恐れで頭がいっぱいになってしまう可能性がある。そこを耐えて、湧いてくる怒りや不安に向き合っていくとやがて静けさが訪れて「解放されたかも！」という瞬間が訪れるのだが〝根底にある恐怖〟に向き合わない限りは再び脳内の嵐は襲ってくる。

瞑想を使って意図的に怒りや不安、そして緊張などをオフにしても、根底にある〝恐怖〟が凪にならなければ、この瞑想自体がそのうちに〝恐怖〟を回避する道具の1つと化してしまう。

瞑想をやっているときは〝恐怖〟を回避できるけど、普段の生活の中では〝恐怖〟を回避した分、増幅して「脳の過活動が収まらない」ということになってしまうこともある。

だったら、自分の中の〝恐怖〟と向き合って、〝恐怖〟を乗り越えて行動すればいい！という人もいる。

〝恐怖〟に怯えて自分の殻の中に引きこもっていないで、自分の〝恐怖〟と向き合って行動すれば〝恐怖〟は自然と消えていく、と考えて、実際にやってみると効果があるように思えてくる。なぜなら、〝行動すること〟が〝恐怖〟の〝回避〟の役割を担うようになるから。

〝根底にある恐怖〟を回避するために、様々なダミーの恐怖が作り出される。作り出されるダミーの恐怖は「人が怖い」だったり「恥をかくのが怖い」や「失敗するのが怖い」などである。ダミーの恐怖に囚われてしまえば、根底の恐怖は増幅するから、まるでダミーの恐怖が増幅したように思えてそこから動けなくなってしまう。

そこでその〝ダミーの恐怖〟で回避する代わりに〝現実的な行動〟で回避するように変えてしまえば、確かに「変化が起きた！」と言うことになる。

人間の行動科学的に考えて、条件付けを変えてしまいさえすれば、社会的に受け入れられる行動へと変化させることは可能である。

だが、トラウマの人が本当に求めているのは、脳の過活動が安静時になくなること。

一人でボーッとしている時に、頭の中が凪になって静けさが訪れる。そして、その脳の中の凪はどんどん広がっていき、人の中にいても脳内では静けさを感じられる。

何人たりとも乱すことが出来ない静けさがそこにあって、人の中にいてもいつも安全感と安心感を感じていられる。

「そんなことは無理だ！」とツッコミが聞こえてくる。

トラウマの人は、脳に固着した恐怖で常に〝死の恐怖〟と隣り合わせの状態にある（本人はその自覚はない)。だから、トラウマの人は、自然とその真逆を求めてしまう。〝死の恐怖〟の真逆とは、常に安心と安全の中にいられる世界である。

専門家は「恒常的な安心感と安全なんて、脳の過覚醒という異常な脳状態が作り出した幻想にすぎない」と否定して、それがまるで妄想のように無下に扱う。

でも、トラウマの人が求め続けている〝恒常的な安心感と安全〟に、トラウマを受けた人の脳の過覚醒を静める大切な鍵が隠されているような気がした。

「そう！　脳の凪を求めていいんだ！」

凪を求めて

〝根底にある恐怖〟に浸ってみると脳の凪を体験することができる。

トラウマの人は脳の過覚醒が起きているので、安静時には常に不快な思考で頭がいっぱいになってしまう。普通の人は、安静時に緊張が下がるのだが、トラウマの人は安静時に緊張が上がってしまって脳の過覚醒が酷くなる。この時に、一人反省会が始まったり、頭の中で過去に出会った極悪人の裁判をしていたり、復讐タイムが始まる。それは脳の過覚醒による現象なのだけど、実際は、安静時にトラウマによって固着した〝根底にある恐怖〟がフラッシュバックするから、それを〝回避〟するために最悪なことを考えてストレス刺激をいれて脳の緊張を落とそうとしているのだ。

アルコール依存症さんは、〝根底の恐怖〟からの脳の緊張を酒で回避しようとする。統合失調症の場合は妄想を使って〝根底の恐怖〟から脳の緊張を回避する。トラウマの人は、最悪のことを考えて、〝根底の恐怖〟を回避して、そのストレス刺激で脳の緊張を収めようとしてしまう。

でも、脳に固着している〝恐怖〟を回避すれば逆に増幅してしまうので、さらに強烈な〝回避〟が必要になる。だから、依存症さんの場合は飲酒量がどんどん増えていき、統合失調症の場合は妄想がどんどんエスカレートして周りの人が引いてしまう程の強烈な妄想が必要になる。そして、トラウマの人たちは〝回避〟のために最悪な状況が必要になり、最悪な状況と自分を陥れて蔑む極悪人を探し求めてさまよい歩く。

トラウマの人たちの脳は〝回避〟によって〝根底の恐怖〟が増幅することで、感覚がものすごく研ぎすまされている。脳の過覚醒を起こしているから、外に出れば、常に死に直面するようなサバイバルを体験している神経の過敏さになってしまう。

電車の中で、ちょっと誰かが咳をしただけで「こいつは自分に菌を移そうとしている！」と相手に敵意むき出し状態になる。ちょっとしたストレス刺激（ストレスレベル1ぐらい）に対して怒りが増幅して（ストレスレベル10ぐらい）しまい、ビックリするような怒り方をする。

職場で仕事をしている時に、上司から「○○さん、プリンターで印刷するときは、なるべく裏紙を使ってくださいって前から言ってましたよね！」と注意された。人からの注意のストレスレベルは3ぐらいだとするとトラウマの人はその3のストレス刺激で、瞬間的に脳の緊張が下がる。そして脳内のグルコースが低下して頭が真っ白になり、固まって何も反応できなくなってしまう。脳が機能低下を起こして、退行症状（子ども返り）が始まり、上司の注意に対してまるで5歳児のようにふてくされた態度をとってしまう。

三十路を超えたいい大人のふてくされた態度をみて上司は「なんだこいつは！」と怒る。周りは、その上司の怒りで凍り付く。ストレスレベル8のストレス刺激で、ますます脳の緊張は下がり解離して頭が働かなくなり真逆の行動をしてしまう。上司が注意したにもかかわらず、上司の目の前で裏紙ではなく新品の用紙を使ってしまう。

そんなトラウマの人の行動を見て凍り付いている社員の雰囲気を察して、上司は場の空気を変えなければ、と笑いながら「○○さん！　いい加減にしないと死刑だぞ！」とお茶目に言ってみせた。すると、トラウマの人は真っ青な顔をしてその場から震えながら立ち去ってしまう。

トラウマの人が家に帰ってくると、ストレスホルモンが一気に上昇して上司に対する怒りが湧いてくる。「仕事ができない上司にみんなの前で恥をかかされた！」と、そして、暴力的な言葉を投げつけられて、ものすごく傷ついた！　と涙する。

トラウマの人は、ストレスレベル3以上のストレス刺激では、脳機能が下がって解離（自分であって自分じゃない感覚）してしまうから、ストレスに的確に反応できない。そして、脳機能の低下から、そのストレス刺激の場面の記憶が飛んでしまっているため、自分が何をやってその状況になってしまったのか、記憶が抜け落ちている。

さらに、家に帰ってからの安静時の脳の過覚醒は〝死に直面しているような危機状態〟であるから、そこで思い出される上司の発言は、みんなの前で自分を辱められたのは〝死ね〟と言われたのと同じ、という感覚になる。そして、上司が場の空気を和らげるために「死刑」と言ったことが「暴力的発言で精神的に殺された！」という感覚になり、部下を蔑みパワハラで人殺しの上司がここに誕生する。

そして、そこから、脳の中で一人裁判が始まり、そして、上司に対する復讐タイムで明け方までぐるぐると考えが回って眠れなくなる。そして、眠れなくなると「上司のせいで眠れなくなった」と再び怒って、その怒りが恨みと憎しみへと化していく。

普通の人から見たら「何でそんな面倒臭いことが起こるの？」と訳が分からない。

でも、トラウマの人は、脳の過覚醒が起きているから、そこからくる〝死の恐怖〟を回避するためのストレス刺激が必要なのだ。だからこのような状態になる。

トラウマの人は、これで脳の過覚醒を収めながら脳の緊張のバランスをとっている。

でも、〝脳の緊張のバランスをとる〟ということは、〝恐怖〟を回避することで恐怖を増幅させてある一定の緊張状態を保つことである。そんなことには自分でもなかなか気付くことが出来ない。

気付いても自分でそれを止められない。

なぜなら、トラウマを受けてからその過覚醒の状態から抜け出したことが無いから。

安静時に脳の中が凪になったことがないから。

〝根柢の恐怖〟を探して、頻繁にそれを唱えてみる！

トラウマの人の脳の過覚醒を収めるためには〝根底にある恐怖〟に浸ればいい。

〝根底の恐怖〟とは今、怒っていること、不安になっている下に潜んでいる恐怖。

今の怒りや不安などの感情にあえて浸ってみて、その感情の下に降りて底にある恐怖を確かめてみる。そして、その恐怖に浸ってみた時に、脳内の恒常性によってその〝恐怖〟に働き浸り続けることが出来ないのが〝根底の恐怖〟となる。

例えば、ものすごく失礼なことをするあの人のことが頭に浮かんでいて「ムカつく〜！」となっていたとする。そしたら、その怒りのあの場面を色々思い出してこねくり回すのではなくて「ムカつく〜！」という感情だけに浸ってみる。「浸ってみる」と言っているが〝浸る〟はそんなに難しいことじゃなくて「ムカつく〜！」と心の中で繰り返し唱えてみるだけで十分である。そして、何回か唱えて浸ったら「この怒りの下にある恐怖はどんな恐怖かな？」と怒りの下に潜ってみる。

「自分は何が怖くてこんなに怒っているのかな？」と怒りの下に潜ってみると「ある！　ある！」。

「相手から馬鹿にされるのが怖いんだ！」と見えてくる。「馬鹿にされるのが怖い」をシンプルに唱えやすい言葉に変えると「蔑まれる恐怖」となる。

そこで「蔑まれる恐怖」が自分の〝根底の恐怖〟なのかどうか確かめるために、何度か「蔑まれる恐怖」と唱えてその恐怖に浸ってみる。

すると「蔑まれる恐怖」と唱えていると、どんどん怒りが湧いてきてしまう。周りのみんなにいじられていたことが思い出されてものすごく悔しい思いが出てきてしまった。

そしたら、その「悔し〜！」という過去の怒りに浸って、その悔しさの下にある恐怖を探ってみる。「何が怖くて自分はこんなに悔しい感覚があるのだろう？」と自分の心の中に潜ってみる。底にある〝恐怖〟の感情を探りにいく。潜ってみると「あ！　みんなから馬鹿にされて疎外されてひとりぼっちになってしまうことが怖いんだ！」と探り当てた。

「孤立する恐怖」が自分の根底にある恐怖かもしれない、と思って「孤立する恐怖」をゆっくり

7回唱えてその恐怖に浸ってみる。

そうして見ると「スーッ」と頭の中が空っぽになってしまった感じになり、何も考えられなくなってしまった。

もう一度、あのムカついていた人のことを考えてみても「どうでもいいや！」という気分になっている。

そうなると〝根底の恐怖〟は「孤立する恐怖」で、あの人にムカついていたのは、この〝根底〟にあった「孤立する恐怖」を回避するためだった、となる。「孤立する恐怖」を**目を開けたまま7回唱えてみると**、「あの人のことがどうでもよくなってしまう＝〝恐怖〟に浸ることで恒常性の働きにより恐怖が消えて回避の必要がなくなった」ということになる。

一度、その〝恐怖〟に浸って、脳の恒常性によりその〝恐怖〟が消失する、という「根底にある恐怖」を見つけてしまったら、後は、それを**目を開けたまま7回ワンセットでゆっくり頭の中で唱えるだけ**。

「恐怖に浸るように唱える」というのは「ゆっくり唱える」という意味になる。だから、呪文のように「孤立する恐怖！・！・！………」と連発しないようにする。ゆっくり唱えてみると、脳の恒常性が働いて、〝恐怖〟で過活動を起こしていた脳が凪になるのがわかるようになる。

この時に、目を閉じて唱えてしまうと、脳は自動的に〝恐怖〟を回避するための怒りや不安のイメージを浮かべてしまう。過去の嫌な場面とかが浮かんできて、唱えている最中に恐怖に浸るんじゃなくて怒りで回避させられてしまうのだ。だから、唱えている時はなるべく、目は開けていることが望ましい。この時に、唱えるたびに視線を動かしたり、手足をバタバタさせるのも、恐怖を回避する行動になってしまう。だから、気になってしまう〝身体感覚〟よりも、唱えている〝恐怖〟の言葉に意識を向けるだけでいい。言葉に注目を向ければ十分にその恐怖に浸っていることになる。

そして、唱える頻度だが、トラウマの人は、初めのうちは結構頻繁に唱えてみて欲しい。きっと、唱えることが面白くなっていく。

なぜなら、トラウマの人の脳はものすごい過覚醒を起こしているから。

歩いていても、嫌な人のことがフッと頭をよぎる。そしたら、歩きながら『「孤立する恐怖」×7』をゆっくりと唱えてみる。すると「スーッ」と頭の中が凪になる。

電車の中で、目が合ったスーツの男性が「眼《ガン》を飛ばした！」と気になり始めたら『「孤立する恐怖」×7』をゆっくりと頭の中で唱え続けてみる。唱え終わってみると「ただのおっさんじゃん！」と気にならなくなっているから面白い。

再び気になり始めたら、ゆっくりと『「孤立する恐怖」×7』を唱えてみる。すると「どうでもいい」と思える。頭の中が静かになって、考えるのが面倒臭い感覚になる。

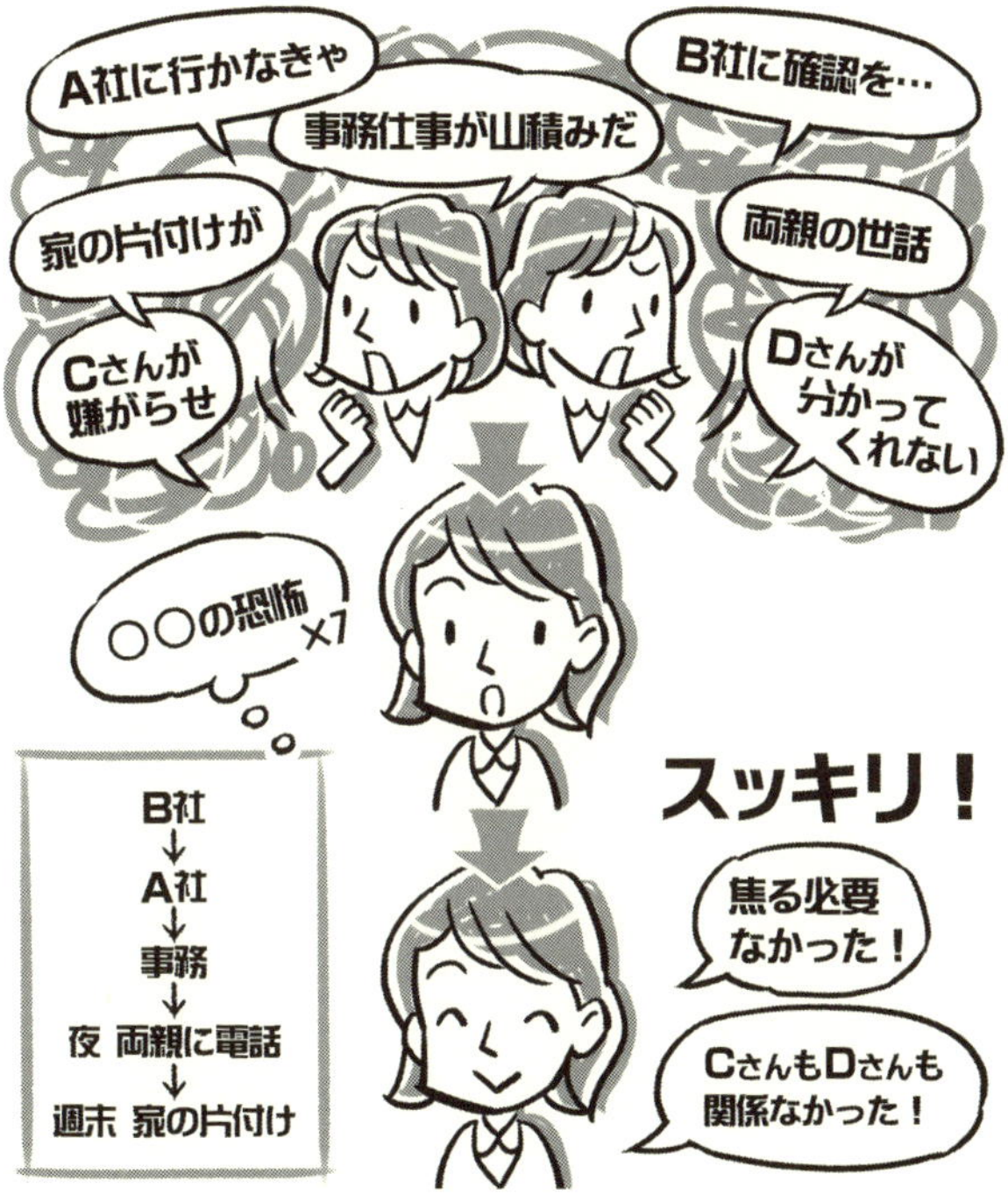

掘り出した〝根底にある恐怖〟を、目を開けたまま7回頭の中で唱えるだけで恐怖は消失する

そして、職場に向かって歩いている時に「あの仕事終っていなかった！　どうしよう！」と不安になったら『「孤立する恐怖」×7』を唱えてみる。ゆっくり唱えていると、焦りが静まっていく。頭が凪になっていくと「何であんなに自分は焦っていたのだろう？」と不思議になるから面白い。

こんな感じで頻繁に使ってみるとだんだん、凪が頭に定着して過活動が収まっていく。

テクニックを使うタイミング

トラウマの人が〝根底にある恐怖〟を探し出すことが出来たら、それを使って脳の過覚醒を消してみると面白いことが起きてくる。

トラウマは〝死に直面する恐怖〟が脳に固着しているから、安静時になればその死に直面するような恐怖がよみがえってくる。だからトラウマの人の脳はいつも緊急状態にある。

トラウマの人は「大変！　大変！」と相手に訴える。

それは、固着したトラウマの恐怖が注目を向けた先にくっついてしまうから、何に対しても「それをしなければ死ぬ！」と言うような焦燥感がある。そして、その焦りを相手に訴えても理解してくれなかったら「私の命の危機を訴えても助けてくれない薄情者！」と相手に対して〝殺意〟に似た怒りが湧いてくる。

トラウマによって解離した〝死の恐怖〟が目の前にある危機に結びついてしまうから、何でもそれは〝緊急〟で命に関わる一大事となり、それに共感しない者は、人の命を踏みにじる極悪人と化す。

例えば、バーゲンの広告で一点物のワンピースが「この値段はこの日限り！」と書いてあったとする。

すると、トラウマの人は「これを買わなければ！」と思ったらいてもたってもいられなくなってしまう。「誰かに買われたらどうしよう！」と焦りが出てくる。焦ってくると脳の過覚醒が酷くなり、今度は「もしかして、偽物だったらどうしよう！」と考え始める。さらに「この店は不良品を私に買わせようとしてる」となってきて「私は騙されているのかもしれない！」と広告を見ながら怒りと焦りが湧いてくる。

「買って騙されてしまったらどうしよう！」というのと「こうして考えている間に他の人に買われてしまったら」という焦りが入り交じって訳が分からなくなってくる。

そこで、トラウマの人は身近な人に相談を持ちかける。

「これ、買っても大丈夫かな？」

この時に相手が「そんな広告だけで、試着してもいないものを買ってもいいかなんて考えたって、しょうがないでしょ！」と言おうものなら、「何であなたはちゃんと私の気持ちをわかろうとしないの！」と怒りだす。ただワンピース購入の相談に、常識的な答えを返しただけなのに、トラウマの人の逆鱗に触れてしまうのだ。

これはトラウマの人にとっては解離した〝死の恐怖〟がワンピースに結びついてしまうから「私の命を粗末に扱っている！」という怒りになってしまう。でも、本人はその自覚が無いから「この人は私の気持ちをわかってくれない薄情な人！」という怒りでいっぱいになる。ワンピースも相手に対する怒りも、〝根底の恐怖〟を回避するために使っているネタである。だから、買うことを迷ったり、焦ったり、怒ったりすればするほど、根底にある〝恐怖〟は回避によって増幅し、ますます居ても立ってもいられなくなり、結果的には買わずにはいられなくなってしまう。

逆に、「これ、私に似合うかな？」と相手に聞いて、相手が「似合うんじゃない！」といい加減に答えても、急いで買ってきてしまう。

そして、服の隅々まで調べて小さな服のシミを見つけて「あの人が言ったから買ったのに、私はあの人にはめられた！」となってしまう。目立たない所にあるシミなのに、それが気になって気になってしょうがない。そして、相談した相手に怒りをぶつける。「あなたが似合うって言ったから買ったのにシミが付いていたじゃない！」と怒り出す（あれ〜！）。怒られた相手は理不尽なことを言われているような気がするが、あまりにも当たり前のように責められるので自分が悪いような気がしてしまう。でも「自分が勝手に相談してきて、それを信じて買ったから悪いんじゃないか！」と反論すると、トラウマの人の中では〝死の恐怖〟と結びついてしまうから頭の中で「私の命を安易に考える最悪な人間！」という認識になってしまい、さらに相手に対する怒りが増幅する。

怒りが増幅すれば〝回避〟も酷くなるということだから、〝根底の恐怖〟も増幅して、怒り続けてしまう。シェルショックの患者さんがジャンプをし続けて止められなくなるように、トラウマの人は怒って、後悔し、そして、また怒るということが止められなくなる。

トラウマの人は常に〝死の恐怖〟がそこにあるから、それを〝回避〟せずにはいられない。だって、回避しなかったら死ぬような苦しみを味わう訳だから、それは絶対回避したくなる。でも、回避すればするほど、解離した〝恐怖〟は増幅していくので、ますます〝回避〟のネタが必要になる。そして、頭の中ではジャンプを繰り返して、落ち着くことが出来ない。

そこで〝根底の恐怖〟に浸る、というテクニックを使うことで、脳の過覚醒を〝回避〟せずに静めることが出来るようになる。

ここでもう一つ、トラウマの人の脳は、解離した〝恐怖〟によって常に過覚醒を起こしていることになる。だから、脳は常に不快な状態にあって、外部からの刺激がやって来ても「これが不快」ということを適切に判別することが出来なくなっている。

「今、ワンピースを買わなければ大変！」という焦燥感（焦り）は〝不快〟なストレス刺激のはずなのだが、トラウマの人は「自分は普通に物事を考えている」と不快を認識できない。

だから不快を感じたら〝根底の恐怖〟を唱えると言われても「どのタイミングで〝根底の恐怖に浸る〟のテクニックを使っていいのかわからない」となる。

トラウマの人は安静時に脳の過活動が起きている傾向があることから、逆に一人で何も考えていないような時に『「〇〇の恐怖」×7』と唱えてみると「あれ！　さっき、何も考えていないと思っていたけど、不快感でいっぱいだったんだ！」と気がついたりする。

ワンピースのことでも「自分は当たり前のことを考えている」と思っているのだが、そんな時にも『「〇〇の恐怖」×7』と唱えてみると、さっきまで「今、買わなければこの世の終わり！」というような焦りがあったのが「別にいらないかも～！」と思えてしまうからおもしろい。

これを読んでいるトラウマの人は「そんなことをやっていたら、必要なものが買えないじゃないか！」と怒りを感じるかもしれない。

でも、トラウマの人にとって、一番必要を感じていて、本当に求めているのは脳の中の凪である。

それを得るために「〇〇の恐怖」を唱えて色々実験してみる。

そして、脳の凪を体験して、その凪が段々と自分の中で広がっていくのを感じていく時に「これでいいのかも～！」と思えるから不思議である。

凪が広がっていく時に「あれは全て回避で使っていたネタだったんだ～！」と見えてくる。

凪を広げていくコツ

トラウマの人が〝根底の恐怖〟を探して、そのキーワードを安静時に唱えてみると面白いことが起る。

トラウマの人は「別に何も考えていないし私は落ち着いている」と思っているのだが『「〇〇の恐怖」×7』をゆっくりと浸るように唱えてみると「あれ？　さっきと全然違う！」とビックリする。頭の中に深い静けさが訪れて「これが凪なんだ」とちょっと嬉しくなる。唱える前は「別になんにも問題ありませんから！」と思っていたのに、やっぱり自分の中には沢山色んな考えが巡っていたことに初めて気付く。

そして、今の凪の状態と比べて「あ～！　さっきは焦っていたのかも～！」とわかるようになる。

何もしていなくて、何も考えていなくてボーッと出来ていると思っていた。

でも〝根底の恐怖〟のキーワードを繰り返し唱えてみると、脳はずっと過覚醒状態だったから「ただ感覚が麻痺して感じられていなかっただけ」ということが見えてくる。

過覚醒で感覚が麻痺する状態は、普通の人にはあまり理解できない。

誰かに怒って喧嘩しているとき、脳はものすごく活発に活動する。怒っているその時は、脳の過覚醒から何も感じないのだが、怒りで筋肉は硬直し身体の色んな所に力が入ってしまう。

そして、怒りが覚めた時に、それまで麻痺して感じていなかった身体の感覚をドーッと感じるようになる。突然、身体の節々が痛みだし「何じゃ、こりゃ！」とビックリする。「何でこんなに筋肉が痛むんだ！」と自分の怒りの凄まじさを痛感したりする。怒って脳が過覚醒を起こしているので身体感覚が麻痺しているから筋肉や神経に負荷を掛け過ぎてしまうのだ。

トラウマの人は、喧嘩していなくても常にこの状態だから、万年肩こりや首がガチガチだったりする。

だから〝根底にある恐怖〟のキーワードを唱えて、脳が凪になった時に、身体の不調を一気に感じたりする。

でも、ここで「私は身体の調子が悪い！」と身体の不快感に注目を向けてしまったら身体の調子の悪さが〝回避〟の道具になってしまう。せっかく浸って静めた〝恐怖〟が再び刺激されて脳は過覚醒になり、次から次へと身体の不調に注目を向けてそれが常に気になるようになってしまう。気にすればするほど〝回避〟が強化されて〝根底にある恐怖〟は増幅して身体の不調も増していくという悪循環に陥ってしまうのだ。

身体の不快感に注目している限りは〝回避〟のループから抜け出せなくなる。だから、そこで一度、身体の感覚への注目をオフにして〝根底にある恐怖〟のキーワードをゆっくり7回唱えてみる。

トラウマの人は脳に過覚醒があるので「言葉を唱えたって身体の不快感をオフにすることなんかできない！」とパニックになる。

トラウマの人の脳の過覚醒は〝死の恐怖〟に直結しているから、身体の不快感がでてきたら「この不快感で死ぬかも〜！」という恐怖になってしまう（本人は〝死ぬ〟までの自覚はない）。だから「唱えて死に直面するような身体の不快感を見過ごすことができない！」と怒るのである。

ここでの〝身体の不快感をオフにする〟というのは「キーワードを唱えることだけに集中する」ということである。「身体の痛みをなくそう」とか「身体の痛みに注目しないようにする」と考えるのは逆にそこに意識を持っていくことになり、それが〝回避〟の役割を果たしてしまうから、回避によって恐怖は増幅して、ますます身体症状は悪化する。だから「キーワードだけに注目する！」とすれば自動的に恐怖に浸っていることになるから、恒常性の機能で脳の過覚醒は収まっていき、脳の中はさらに凪が広がっていく。

過覚醒が収まっていくと麻痺が取れて、それまで感じていなかったことが感じられるようになり、さらに〝根底にある恐怖〟に浸っていくと、そこにあった不快感も全て脳の過覚醒が起こしていた、ということに気付いていく。

トラウマの人の恐怖の回避システムというのは長年にわたって構築されてきたから、非常に巧妙に作られている。

だからその恐怖の回避システムは「恐怖のキーワードを唱えることで脳の過覚醒を収めていく」という話から「恐怖のキーワードを唱えたら身体の症状や不快感が消える」という話にすり替えてしまう。

すると「唱えても私の不快感は消えるわけないし、身体の器質的問題が解消される訳が無い！」と考えてしまい、不安になったり、怒ったりする。そして、実際に『「〇〇の恐怖」×7』を唱えても「何にも変わらない！」と焦って、再び色々考える。

「この方法は効かないんじゃない！」とか「私は騙されているかも！」と考え不安になって怒り続ける（シェルショックのジャンプをしている人のイメージが浮かんでくる）。

この〝考える〟というのが〝恐怖の回避〟になっているのだが、その回避システムは長年掛かって構築されたものだからトラウマの人はそのことには気付くことができない。

「症状が変わらないかもしれない」というのは〝未来〟のことを考えて〝今〟そこにある〝恐怖〟を回避していることになる。

先のことを考えるのは〝今〟そこにある〝恐怖〟と向き合うのを回避するため。だから「変わるかもしれない！」とか「変わらないかもしれない！」という思考自体が未来へ〝回避〟させる仕組みとなる。


「今まで同じようなことをやってきて変わらなかった」とか「何をやっても無駄だった！」というのは、〝過去〟にタイムスリップして〝今〟そこにある根底の恐怖を〝回避〟していることになる。

現在の恐怖に浸ることを回避するために思考を使って、過去や未来に逃げてしまう。そして、回避すればするほど〝恐怖〟は増幅するので脳の過覚醒は酷くなり、恐怖と回避は見事なバランスをとり続けて絶妙な緊張状態を保つことになってしまう。

その恐怖と回避の絶妙なバランスで保たれている緊張状態の中には、トラウマの人が本当に求めている〝凪〟は無い。

「今、ここにある〝恐怖〟に浸る」ことで脳の恒常性から過活動は収まり、脳に凪が訪れる。

「今、ここで、恐怖の言葉を浸るように唱える」だけで「今、自分の脳の状態がどのように変化していくのかを観察する楽しさ」がここにある。

ここで一番大切なのは、未来の変化ではなくて、過去の経験でも、他人の気持ちや状態などでもなくて、今、ここにある脳の過覚醒である。今、ここにある脳の過覚醒が恐怖のキーワードを唱えて恐怖に浸ってみることで、頭の中に凪が訪れる。

何度も「今、ここで凪を感じる」ことを続けていくことで、脳の中の凪は広がっていき、そうしているうちにトラウマの人が長年求めていたあの感覚がいつの間にか手に入れられるようになる。

そう、求めていたあの感覚を。

これをやっても意味ないの？

〝根底の恐怖〟に浸って、恒常性を使って脳の過覚醒を静めていくと、逆に嫌な記憶がよみがえってきたり、不快な人物が浮かんできたりして「え〜！　何で〜！　一生懸命に凪を求めて唱えるように努力しているのに〜！」という気持ちになることがある。

そんな時に「自分のやり方が間違っているのかな？」とか「〝根底の恐怖〟のキーワードが違っ

ているのかな？」と色々考えてしまうと〝回避〟になってしまうから〝恐怖〟が増幅して、さらに嫌なことが次から次へと湧いてきてしまう。そして「こんなことやっていても無駄〜！」と全てを投げ出してしまいたくなる。

そして「これまで自分は何をやっても何一つ上手くいかなかった！」とか「誰も信用ならない！」と自分や他人に怒りが湧いてくる。

なぜ唱えていくと疑いや怒りが湧いてきてそれが止まらなくなるの？　それは「〝恐怖〟を回避して恐怖を増幅させて脳を過覚醒状態にすることで〝感覚麻痺〟や〝感覚鈍麻〟が起きていたのが、〝恐怖に浸る〟ことで脳の過覚醒状態が収まる。過覚醒が収まって麻痺が取れてきたから、脳内で起こっていることをちゃんとモニターすることができるようになる」から。モニターできるようになるとちょっとぞっとする。「えー！　こんなに嫌なことが自分の頭の中にうごめいていたの！」と次から次へと湧いてくる不快感に驚く。

湧いてくる不快感に対して丁寧に『「〇〇の恐怖」×7』を唱えていくと、不快な思考は長続きしない。でも、脳の回避システムは、まるで千本ノックのように不快な思考を次から次へと投げ入れてくる。

次から次へと不快な思考や不信感が湧いてきてしまうのは、トラウマの人の脳には恐怖の回避システムが構築されてしまっているから。この恐怖の回避システムは、脳に「恐怖を回避すると快感！」ということが学習させられていて「私はその快感を求めたい！」と脳の中にインプットされてしまっている。実際には、そこに〝快感〟なんて存在しないのだが、トラウマの人の脳に固着した〝恐怖〟があまりにも強烈なので、それを回避することが快感として学習されてしまう。

よくよく考えてみれば人に対しての不信感や怒り、そして憎しみ、罪悪感、後悔などが快感であるわけないのに「それらの感情で恐怖が回避できるから快感」と学習されてしまっている。

だから『「○○の恐怖」×7』を唱えて脳の過覚醒を収めて凪になっていくと、脳に学習されてしまっている回避システムが「ほら！　恐怖を回避して快感を求めよう！」と不快な思考を送り込んでくる。

回避システムが送り込んできた、不快な思考をいじってしまうと〝回避〟していることになり、その反動で〝恐怖〟が増幅して、脳はそれが〝快感〟と錯覚してしまうから、そのループから抜けられなくなる。

「何で収まっていた恐怖が〝回避〟で再び増幅するの？」

なぜなら、怒りと恐怖は表裏一体で、脳の同じ部位が関係しているから。例えば、不快な記憶が湧いてきて、ある人に〝怒り〟を感じたら、その怒りは扁桃体の活動を増幅させる。扁桃体は〝怒り〟を感じる時に活発に動きだすが〝恐怖〟を感じる時にも活動する所だから、怒って扁桃体が活発に動きだしたらトラウマの人の固着していた〝死に匹敵する恐怖〟が再び復活してしまって恐怖が増幅してしまう、という仕組みになっている。

「だったら唱えていても意味ないじゃん！」とトラウマの人は怒る。

安静時に『「〇〇の恐怖」×7』と唱えて、そして、不快なことが湧いてきたら『「〇〇の恐怖」×7』を唱えていると、過覚醒が収まって感覚麻痺が取れてくる。そして、逆に不快な感覚がモニターできるようになって「ウワー！」となるのだが、よくよく観察してみると、不快なことが襲ってきてもそれに捕らわれる時間は確実に短くなっているということに気が付く。

以前と比べて、思考の中に湧いてくる不快の滞空時間が確実に短くなっていて、それほど長く続かない。回避システムが投げ入れてくる不快感の球数は一時的に多くなったりすることはあるのだが、以前と比べたら、格段にその時間が短くなっていて、キーワードを唱えてしまえば、それに浸り続けることができなくなっている。

そんな時に「脳の機能って本当に変わるんだー！」と嬉しくなり、この先が楽しみになっていく。

〝死〟を越えた〝生〟

普通の人は、ストレス刺激がなければ、脳の状態は静かで〝安心〟していられる。だから、同じような仲間のグループにいても、もし、そこにストレス刺激が無ければ脳は安心の状態でいられるから「お互い仲間じゃん！」と仲良くなれる。人は〝安心〟できる同士で「仲間」と認識することができてそこから一体感が得られる。

でも、トラウマの人の脳って慣れた人の中でも過覚醒を起こしてしまう。だから、この普通の人の〝安心〟の中に入っても〝緊張〟が収まらない。普通の人だったら、緊張していても時間の経過とともに〝慣れ〟が生じて緊張が落ちていくが、トラウマの人は〝回避行動〟をしてしまうから慣れが生じない。人の中でトラウマの人は「あの人は私のことを嫌っている」とか「あの人に失礼なことを言ってしまった」など相手の気持ちを想像して〝根底にある恐怖〟を回避して恐怖を増幅させて緊張を保ち続けてしまう。〝緊張〟していれば、仲間として認識されることが無いから、ますますトラウマの人の脳は過覚醒を起こして、緊張状態が下がらなくなり、人との一体感なんて感じることが不可能になってしまう。

トラウマの人は〝安心感〟と〝安全感〟を求めていろいろなグループをさまよい歩くが、どこに行ってもそれが得られない。最初のうちは「もしかしてここは安心できるかも？」と思うのだが、普通の人と違って、長く接触していても〝慣れ〟が生じない。

そして、トラウマの人は「他の人たちはどんどん仲良くなっていくのに自分ばっかり」というひがみと妬みがどんどん湧いてくる。

そのひがみと妬みは〝恐怖の回避〟だから、ますます〝恐怖〟は増幅して脳の過覚醒が酷くなり、やがてそれが被害妄想へと変わっていく。被害的になってしまっていても、トラウマの人は「自分がおかしい」とは思えない。なぜなら見るもの聞こえてくるもの全ては脳に固着した〝死の恐怖〟のフィルターを通して見ているから「それが現実」と信じて疑わないのである。

脳の過覚醒がある限り、自分ではどうすることもできない現実がそこにある。


普通の人は「そんなにトラウマ、トラウマって気にするから余計に緊張しちゃうんじゃない！そんなの考え方の問題だから考え方を変えたらいいじゃん！」と考える。

確かに、普通の人のその考え方は間違ってはいないのかもしれない。要するに〝怒り〟が根底にある恐怖の回避になり、脳の過覚醒の鍵となってしまうのだから、人間関係をもっと肯定的に捉えて恐怖の回避となる怒りを感じないような生き方をすればいいじゃん！　と普通の人は言っているのである。

でも、トラウマの人は、そんな生き方をしている人をみると「偽善的な生き方をしている」と感じてしまうのである。

「考え方を変えるというのは何か別の人格を演じている感じでそこに本当の〝実〟が無い」という感覚がある。それをトラウマの人はどのように表現したらいいのかはわからないが、考え方を変えて人の中で怒りが湧かないようにして生きることをしても、そこに本当の一体感があるようには思えないのである。

「そもそも幼い頃のトラウマで脳が過覚醒を起こしているから本当の一体感なんか知らないでしょ！」と普通の人からつっこまれるかもしれない。ただ幻想の一体感を追い求めているように思われてしまう。

しかし、本物の〝死〟の体験をした人しか見えない〝生〟の世界があるような気がしている。

トラウマの人は記憶に無い〝死〟を体験している。

そのトラウマとなっている〝死〟の恐怖が解離して脳に固着しているから脳が過覚醒を起こしてしまっているのだが、そこから抜け出した時に、〝死〟の体験をしてきた人しか見えない〝生〟の世界が何となくトラウマの人には見えるから「考え方を変えて生きること」は〝偽善的〟と感じてしまうのかもしれない。

でも、そのトラウマの人が追い求めている〝生〟を追求してみるっていうのは、ものすごく興味深いことなのだと思う。

第4章

〝今、この時〟の喜びよ!

快感を求めているの？　いいえ！　違います！

トラウマの人が〝恐怖に浸る〟を使って、脳の過覚醒を静めることを続けていると、一時的に体調に変化が起きる。

熱が出たり、身体の節々が痛くなったり、身体全体がだるくなったり、そして突然イライラして爆発的に怒りたくなったりすることがある。

このような症状が出てくる時に「あ！　本当に真面目に恐怖に浸っているから脳が凪になってきているんだな～！」と感心する。

アルコール依存症さんの治療をしていた時に「酒を止めます！」と元気よく言っていた人が、2、3週間後には「ハー、ハー！」と息も絶え絶えやってくる。

「先生、熱が出て、身体がだるくて仕方が無いんだよ～！」と元気の無い声で訴える。そして「俺、風邪をひいちまったのかな？」と質問してくる。

そこで先生は「真面目にお酒を止めているからこのような症状が出るんですよ！」と説明する。

患者さんは「はあ？」という顔をする。

アルコール依存症さんは、これまで、お酒を摂取して身体のバランスをとっていた。酒で身体のバランスをとっていたものを止めてしまうのだから、身体の中のバランスが崩れて熱が出たり、手が震えたり、身体の節々が痛くなったりしているんですよ、という話をされていた。

依存症専門の先生は「でもね、人間の身体には〝恒常性〟といって、具合が悪くなっても、元の状態に戻す力が自然と働くから、この調子で続けていけばお酒無しで身体のバランスが保てるように変化していきますよ！」と仏さんのような笑顔で優しくおっしゃっていた気がする。

トラウマの人は、これまで〝根底にある恐怖〟を〝回避〟することで恐怖を増幅させて、さらに〝回避〟することを繰り返して〝回避のシステム〟を身体の中に構築してきた。

トラウマによって解離して脳に固着した〝死の恐怖〟を「将来の不安」や「過去の後悔」、そして「人への怒り」などで〝回避〟することで固着している〝恐怖〟は増幅してしまう。〝死の恐怖〟は苦痛に匹敵するから、その〝苦痛〟を麻痺させる物質が分泌されてしまう。だから「〝恐怖〟を回避すると気持ちいい〜！」とまるで〝回避〟することが〝快感〟のような錯覚を作られて、それを続けないといられない、というシステムが作られてしまっている。

すると専門家は「薬物的な快感を求めてそれを止められない頭がおかしい人」という扱いをしてしまう。

「違うんですって！　本当に死ぬような恐怖が常に目の前にあるんですって！」

今、ここに〝死の恐怖〟が目の前に迫っていたら、誰だって「きゃ～！」って顔を背けて目をそらすでしょ！

トラウマの人たちの脳の中では「今、ここで」死の恐怖が毎分、毎秒、襲ってきている。脳内で起こっていることだから、顔を背けて目をそらしても回避できない。だから、〝今〟を回避して、未来、過去、そして他人への怒りや不安へと思考を飛ばさなければいられない。

問題は、回避すれば〝恐怖〟が増幅して、その苦痛を麻痺させるために脳内物質が分泌されて感覚が麻痺して、さらにそれを求めさせられる、という脳内に構築された回避システムの中に飲み込まれてしまうということ。

そこで『「○○の恐怖」×7』を唱えてみると、だんだんとその回避システムから抜け出していることが観察できるようになってくる。

『「○○の恐怖」×7』と唱えて〝根底にある恐怖〟を増幅させずに恒常性を利用して消しているので、脳内の苦痛を麻痺させる物質が分泌されなくなり、感覚麻痺が取れてくる。感覚麻痺が取れてくると、それまで感じられなかった身体の感覚や自分の思考がリアルに観察できるようになる。

さらに『「○○の恐怖」×7』をゆっくりと浸るように唱えていくと〝恐怖〟を増幅させて分泌される麻痺のための物質が分泌されなくなるから、一時的に身体のバランスが崩れて不調になることがある。

薬物の禁断症状のように、イライラしたり、脳の回避システムが暴走して千本ノックのように過去の不快感が次から次へと湧いてきたりして、脳内の回避システムが〝回避〟のための「不安をくれ〜！」、「怒りをくれ〜！」とか「絶望をくれ〜！」と暴れだす。

それでも『「〇〇の恐怖」×7』をゆっくり唱えてしまうと、回避システムは脳内の恒常性に飲まれて消えていく。

依存症さんのケースも同じなのだが、脳内に学習された回避システムは、時折、顔を出す。回避システムさんは「こんにちは！　恐怖はいりませんか！」とやってくる。急にイライラして落ち着きが無くなったり、突然身体の不調に襲われたりすることがある。

それが始めのうちは2ヶ月に1回程度の周期でやってきて、徐々に2年に1度ぐらいの割合になってくる。

そんな時も『「〇〇の恐怖」×7』で恒常性を使うと、やがて回避システムは渋々去っていく。

だって、回避システムが与えてくれる脳内物質の麻痺よりも、脳の恒常性が与えてくれる〝凪〟の方が格段に魅力的だから。

脳の〝凪〟の感覚は何にも代え難い。

治療の矛盾点から学習

アルコール依存症さんの治療をやっていたときのことをよく思い出す。

家族に連れられてきたアルコール依存症さんは「俺は酒の問題なんかありません！」と断言する。でも、目の前にある血液検査の肝機能の数字は真っ赤で「このまま飲み続けたら肝臓が壊れて死んでしまいますよ！」と先生が説明しても、依存症さんは「酒で死ねるなら本望だ！」と開き直る。

「家族の方も心配されていて、このままだったら家族もみんなあなたから離れていきますよ！」と先生が伝えると、依存症さんはちょっとひるむ。ひるんだ所を先生は見逃さずに「これまで家族に支えてきてもらったんだから、家族のみんなのためにお酒を止めてみたらいかがでしょうか」というと依存症さんは「シュン」となって「わかりました、酒を止める努力をします」と涙しながら言ったりする。

しばらく依存症さんは酒を止めることができる。でも、2ヶ月後に、体調を崩した時に再び酒を飲んでしまう。

この現象がとても私には興味深かった。なぜなら「このままでは死ぬ」とある程度理解しているはずなのに、再び同じことを繰り返す。酒を飲んで暴れてしまったら家族は離れていくと何となく知っているのに、また酒を飲んで家族に迷惑を掛ける。酒を飲んで家族から嫌われれば嫌われるほど、家族が望む行動とは逆の行動をしてしまう、というのが不思議であった。

その当時から依存症さんの問題の根底にはトラウマがあり、それが依存症さんにそのような天邪鬼的な行動をとらせている、というのは何となくわかっていた。だから、依存症さんの治療をする時には、必死になってトラウマを探そうとしていた。探してみると、確かにトラウマらしきものは出てくる。でも、それを語ってもらっても同じ話を何度も繰り返すだけで、上滑っている感じがあった。

トラウマはショックで記憶が解離して〝死の恐怖〟が脳に固着してしまう。しかし、記憶が解離しているので記憶から抜けてしまっている、というのは何となくわかっていたが「もしかしたら思い出せるのかも？」と思って、ずっと依存症さんの記憶を辿ろうとしていた。でも、過去の記憶を辿ってトラウマになっている〝恐怖〟を探ろうとして、その恐怖に近づいていくと依存症さんは酒を飲んでしまう、という興味深い現象に打ち当たってイライラしていた。

「何で、もうちょっとの所なのに酒を飲んじゃうの！」と、今考えてみたら、矛盾したことで私は苛立ちを覚えていたことがわかる。

依存症さんは脳に固着した〝恐怖〟を回避するために酒を飲んで感覚を麻痺させている。

だから、恐怖に近づけば近づくほどそれまでに構築した回避システムが作動して〝回避〟したくなるから飲酒欲求が強くなる。

その当時の私は、そこをちゃんと理解していなかった。

だから「このまま酒を飲んでいたら死にますよ！」と言うと〝死の恐怖〟を増幅させていることになるから、その増幅した恐怖を回避したくなって飲んでしまう、という現象が起きる。

さらに「このまま家族に迷惑を掛けていたら家族から見捨てられちゃうよ！」と脅すのも、依存症さんの根底にある〝見捨てられる恐怖〟を増幅させてしまうから、それを回避するために酒が絶対に必要になっていた。

脳に固着した恐怖が一番の問題である、と何となく気がついていたのに、治療構造的には全く矛盾したことをやってしまっていた。

それは、トラウマの記憶は想起できるもの、と認識していたからである。

問題は睡眠

トラウマを受けた人たちの求めているのは脳の凪である。

トラウマによって解離した恐怖が脳に固着して、常に脳は〝死の恐怖〟を感じ続けているから、いつも怯えている。でも、トラウマによって状況記憶と感情記憶が解離した〝恐怖〟なので、それは〝死〟に直面するような恐怖であるのだが、記憶が抜けてしまっているので「何に恐怖を感じているのか」を脳では認識できない。

脳に固着した〝死の恐怖〟がありとあらゆる出来事に結びついてしまうから何に対しても「ひ～！怖い！」となってしまう。

目の前に自転車が走ってきたら「ひ～！　怖い！」と〝死の恐怖〟になってしまうから、その〝死の恐怖〟を回避するために怒る。「何であの自転車は交通ルールをちゃんと守らないんだ！」とものすごく怒って、相手に殺意まで感じてしまう。

トラウマの人は脳に固着した〝恐怖〟でいつも怯えている。その怯えから、いつも何をやっていても「自信がない」。さらに、その〝恐怖〟を〝怒り〟で回避するので、ちょっとしたことで〝怒る〟というのが習慣になっているから「器が小さい」という認識になる。すぐに怒る。ちょっとしたことでカッとなる。

トラウマの人はいつもニコニコしているようだけど、心の中はいつも戦争状態。そこには平安が無い。みんなで仲良く楽しそうに会話をしている普通の人が凄くうらやましく思えてしまう。

「この脳の過活動が収まってくれたら！」とトラウマの人は願う。

優秀な治療者たちは、この解離して脳に固着した〝恐怖〟のきっかけとなったトラウマの状況記憶を想起できれば、感情記憶である〝恐怖〟は状況記憶と統合され、固着していた〝恐怖〟が消失するという仮説のもとで治療を進めてきた。

でも、治療を進めていき、トラウマ記憶を探っていく中で想起されてくるイベントの中心的な感情は、〝恐怖〟ではなくて〝怒り〟であることの方が多い。〝恐怖〟を伴う記憶が出てきても、結果的には、その恐怖の体験に対して〝怒る〟ことで、そこにある恐怖が軽減したような錯覚に陥っているだけで、実際は〝恐怖〟を〝怒り〟で〝回避〟してしまっているので、脳の過覚醒は増幅してしまう。

治療の中で〝怒り〟を表現することで〝恐怖〟を回避して、脳の過覚醒を増幅することで感覚麻痺が起こった状態が治療のゴールになっている場合も少なくない。

怒って過覚醒を起こせば感覚麻痺で何も感じなくなるので「怖さが無くなった！　すごい！」という感覚になれる。治療者がトラウマ治療と称して〝怒り〟を引き出すことで、見事な〝恐怖〟の回避システムが出来上がり、ある程度感覚を麻痺させながら、人生を生きることができるようになる。

回避システムを上手く使いながら生きるのも1つの選択肢だと考えられる。

だが、問題は、睡眠である。

怒りで恐怖を回避し、脳の過覚醒を増幅して麻痺しながら生きていると、その脳の過覚醒から熟眠感が得られない、という問題が出てくる。

脳の過覚醒から、気持ちよく安らかに眠る、ということができなくなり、睡眠パターンが乱れることで起きているときの記憶の整理が上手くできなくなる。

凪を使って眠ってみると

〝根底の恐怖〟を探して『「○○の恐怖」×7』を唱えてみると、脳の過覚醒が静まる。

眠いような感覚がやってきて、考えるのが面倒臭くなってくる。

『「○○の恐怖」×7』を唱えて眠いような感覚になるのだったら、そのまま夜に使って眠っちゃえばいいじゃない！　となる。

確かに『「○○の恐怖」×7』を唱えていると、それまで色んなことがグルグルと頭の中を巡っていたのに、それが静かになり、面倒臭い感覚になって、眠くなる。そして、安らかな眠りへと入っていく。

興味深いのは、これを2、3週間続けて眠っていると、ある日突然「あれ？　全然利かないじゃん！」という日が来たりする。

頭の中に次から次へと嫌なことが浮かび「〇〇の恐怖」と唱えても、その不快感が消えなくて「あれ～？」と焦ってくる。

これは、アルコール依存症さんが、酒を止めて眠るようになって「先生！　酒を飲まない方がスッキリ眠れます！」とさわやかに言っていたのに2週間経ったら、鬼のような顔をして「先生！　全く眠れないいんですけど！」とイライラしてやってくる現象に似ている。それまで、アルコールで脳を麻痺をさせて眠っていたのが、アルコールを断つことで麻痺で眠れなくなり、離脱症状がやってくるのだ（離脱症状＝それまでアルコールを摂取して身体のバランスを保っていたので、アルコールを切ったら身体のホルモンのバランスが崩れて調子が悪くなること）。

離脱症状がやってくると、脳に固着した〝恐怖〟が襲ってくるので、それを怒りで回避すると恐怖が増幅する。恐怖が増幅して〝苦痛状態〟になった時に、脳内で分泌される苦痛を麻痺させるホルモンで脳を麻痺させて眠れる。でも、怒りで恐怖を増幅させて脳内麻薬で麻痺して眠ることを繰り返していると段々と脳内麻薬が効かなくなってきて「全然イライラして眠れなかった！」ということになる。

お酒の代わりに、怒りで恐怖を増幅させて分泌されるホルモンで眠ろうとするから、さらに固着した恐怖が増幅してパニック状態になってしまう。

トラウマの人もアルコール依存症さんと同じようなことが起きていると考えられる。

トラウマの人は、恐怖を回避して、恐怖を増幅させて脳内のホルモンを分泌させて眠る習慣がある。『「○○の恐怖」×7』を唱えて眠るようになると、それまで眠りのために使っていた苦痛を麻痺させるホルモンが分泌されなくなり、その苦痛を麻痺させるホルモンの離脱症状が襲ってくるから「眠れない」という状態になる。

脳内では、回避システムがそれまで使っていたホルモンを分泌させるために「ホルモンをくれ〜！ホルモンをくれ〜！」と次から次へと嫌な記憶を振ってくる。

その怒りの記憶をいじって恐怖を増幅させて苦痛を麻痺させるホルモンを分泌させて欲しいから、どんどん嫌な気分に浸らせようとする。

そんな時に嫌な気持ちを消すために『「○○の恐怖」×7』を唱えていると恐怖が増幅しないので、ますます脳の回避システムは「薬をくれ〜！　薬をくれ〜！」と不快な記憶の千本ノックを始める。『「○○の恐怖」×7』でカウンターを打ち続けていると、恐怖は増幅できないので、ホルモンの分泌が起きない。だから、脳はさらに不快な感覚を打ち続ける。

こんな風に脳に構築させた回避システムとの攻防が夜遅くまで続いてしまったりする。

ちなみに、こんな状態になったときに、脳だけではなくて身体の恒常性のシステムを上手く利用することで簡単に回避システムさんと「さようなら〜！」することができる。

『「〇〇の恐怖」×7』を唱える時に、呼吸に注目する。

吸う息の時に「〇〇の」と唱えて、吐く息の時に「恐怖」と唱える。吸う息と吐く息に注目しながら「〇〇の〜恐怖〜」と唱えることで、脳だけではなく身体の恒常性のシステムも上手く利用することになり、脳も身体も凪になって安らかに眠れてしまう。

恐怖で過覚醒を起こしている脳は「〇〇の恐怖」を唱えることで恒常性の機能を利用して、その乱れが整えられていき、さらにそれを唱えながら呼吸に注目することで、身体の緊張もほぐれて全体的な凪が訪れて安らかに眠れてしまう。

こうして、脳を麻痺させるホルモンで眠るのではなく、〝凪〟を使って眠ることで、睡眠の質が変わってくる。

初めのうちは、朝起きた時に、以前のように不快感が襲ってくる。これは、脳の回避システムの名残であるから、目が覚めた瞬間に『「〇〇の恐怖」×7』と唱えて、朝から脳を凪にしてしまう。

それを繰り返していくと、朝起きた時に、不快感が無くなっていて、頭がすっきりしているようになっている。

「あれ？」

以前だったら、前日あった嫌なことが朝から思い浮かんできて「えー！　また嫌な一日が始まる～！」と気分が重くなる。

でも、凪を使って眠っていくと、前日あった嫌なことがどうでもよくなっている、というよりも思い出すことができなくなっている。

これが、睡眠パターンが整うことで記憶の整理が適切にできるようになっている状態となる。

睡眠パターンがちゃんと整っていると、記憶はちゃんと整理されているから、普通の人は前日あったことで気分を引きずられない。しかし、トラウマの人は、脳の苦痛を麻痺させるホルモンで眠っているので記憶がちゃんと整理されないから「いつまでも嫌な気分から解放されない～！」となってしまう。

凪を使って眠ってみると「あれ？　前日は何であんな大した事ないことで苦しんでいたんだろう？」と前日の自分が滑稽に思える。

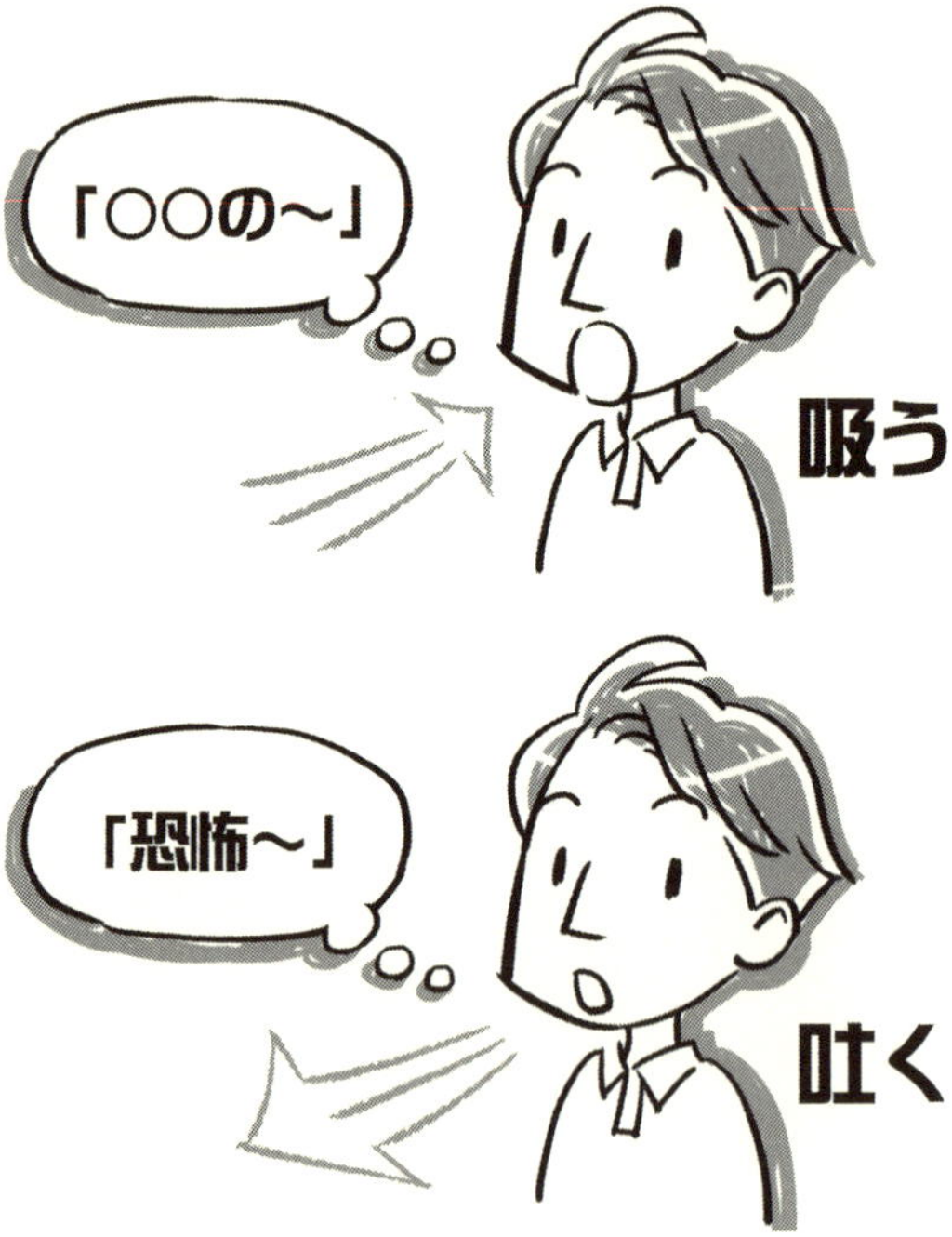

吸う息の時に「○○の」と唱えて、吐く息の時に「恐怖」と唱える。

睡眠で記憶が整理されていくと、過去や他人そして未来の心配なんかどうでもよくなっていて〝今〟がとても大切に感じられる。

これが睡眠で記憶がちゃんと整理された状態なんだ、と眠るのが楽しくなっていく。

〝凪〟を使って眠ってみると、次の日に目が覚めるのが楽しくなっていく。

そして、寝ている時に記憶が整理されることの素晴らしさを実感する。

記憶がちゃんと睡眠で整理されないと

普通の人は「睡眠パターンが乱れてしまって記憶がちゃんと整理されない」ということを言われてもピンとこない。

ある時、発達の問題があって、幼少期から睡眠が乱れているクライアントさんが「外に出ると、いつもゾンビに囲まれているような感覚で怖いです！」と訴えてきた。この時は「ゾンビって、何のことを言っているのだろう？」と疑問に思っていた。

統合失調の患者さんが「自分以外の人間は新陳代謝がない」と言っているのを聞いたりして「何のこと？」と理解することができなかった。

これらの症状のことを掘り下げて書いているとたぶん一冊の本になってしまうから、説明は省く。

発達問題があったり、統合失調で睡眠パターンがちゃんと取れていないと、記憶が整理されない。だから、自分に対して不快なことをした人の記憶が〝過去の記憶〟にならない。ということは、気を失って目を開けた時に、自分に不快な思いをさせた人が目の前にいる感覚が消えない。記憶としてちゃんと処理されていないので、もう終った過去のことで目の前にその不快な思いをさせた人はいるはずがないのに、感覚的にはその場にいてリアルタイムで自分に被害を与えようとしている。

それに加えて、脳に固着している〝死の恐怖〟が処理されなかった記憶にトッピングされているから「そいつは私を殺そうとしている！」という恐怖の感覚に怯えてしまい「人が怖い～！」となってしまう。

ちなみに〝ゾンビ〟とか〝新陳代謝が無い〟という、睡眠パターンが取れずに記憶として処理されなかった不快な思いをさせるキャラクターは、目の前に存在しているのだが、残像のような存在なのだ。記憶として処理されずにいつまでも残っている残像なので生命感が無い。そして、脳に固着された〝死の恐怖〟がトッピングされているから〝ゾンビ〟のような存在と化してしまうと考えるである。

興味深かったのは、発達の問題があったクライアントさんが「ゾンビの中には巨人も存在している」と言っていたこと。発達の問題のある子は、赤ん坊の頃から睡眠の問題があり、その頃から、大人＝巨人で、不快な思いをさせる巨人が全て記憶に処理されずに残像として残ってしまっていて、そこに〝死の恐怖〟が結びついて、残像が「巨人のゾンビ」と化してしまう（これは怖いかも！）。だから、その子は「自分の回りには自分を殺しに襲ってきている巨人がいっぱい」という恐怖の感覚に襲われていて、それがあまりにも怖いから自分の感覚を一切閉ざしてしまう。周りの人を人間と認識することができなくなり、コミュニケーションが取れなくなる。

統合失調のクライアントさんにもこれと同じ現象が起きていたりする。〝新陳代謝が無い〟というのは、記憶として処理されず過去と認識されなくなった残像である登場人物が、常に自分の目の前をうごめき合っている。もちろん、〝死の恐怖〟もトッピングされているから、ゾンビ化している。それが家にいても街を歩いていても、常に存在していて、目の前にいるリアルな人と重なってしまって、目の前にいる人もゾンビ化して見えてしまい「自分に危害を加えようとしている」と被害的になって、それが妄想的と診断されている仕組みがあるのかもしれない。

トラウマの人は、ゾンビまで極端なケースではないが同じような体験をしている。

だから、外に出たら〝四面楚歌〟で「人が怖い！」となってしまう。

普通の人は、トラウマの人が「人が怖い」と訴えている意味がわかっていない。

脳の過覚醒から睡眠パターンがうまく取れなくて、一日の登場人物が過去の記憶として処理されないから、目が覚めた時に目の前に記憶として処理されなかった不快な人物の残像がリアルにうごめいているなんて想像することすらできないのだ。

トラウマの人は、記憶として処理されなくなった不快な人物の残像と常に頭の中で戦っているから、脳内のエネルギーを使い果たしてしまって体力が無い。

過去の記憶として処理されなかった不快な人物と戦い続けて疲れ切ってしまっているから「現実的に何も動けない」という状態になってしまうのである。

でも、トラウマの人たちにもその自覚は無い。

なぜなら、トラウマの人は、目の前にあるものを現実と認識しているから「自分は残像なんかと戦っている訳が無い」と思っている。

吸う息の時に「〇〇の〜」と唱えて、吐く息の時に「恐怖〜」と唱えて、脳の過覚醒を収めていく。そして、脳の過覚醒が収まって、睡眠パターンが取れるようになっていくと、それまであった残像は消えていく。

トラウマの人は、その残像を認識することが出来ないから「焦りが無くなった」という感覚でしかそれを実感することができないのだが、とにかく呼吸がしやすくなる。

睡眠パターンが取れずに残像のミルフィーユの中で生きるのは、常に満員電車の中ですし詰め状態になって揺られているような感覚である。いつも焦っていて息苦しくて、常に回りに対してイライラしている状態となる。

吸う息とともに「〇〇の～」そして吐く息とともに「恐怖～」と唱えて、脳の過覚醒を静めていき、睡眠パターンを整えていくと、その満員電車からいつの間にか下車していて、広々とした湖畔のほとりを歩いている感覚になる（人によっては森、海だったりする）。

残像は全て消えていき、そして、私は心地いい風を頬で感じながら、さわやかな気分で歩いていける。

そう、更なる凪を求めて。

「ピンチはチャンス！」って何のこっちゃ！

「凪の向こうには何があるのだろう？」と疑問になってくる。

そもそも何で凪を求めなければいけないのだろう？　と『「〇〇の恐怖」×7』をしばらく唱えていると疑問に思うようになってくる。

しばらく『「〇〇の恐怖」×7』をやっていると「これは唱えても消えない！」とか「ちっとも眠れるようにならない！」なんていうイライラ感が出てきたり、「これをやっても自分が本当に求めているものが得られない！」という焦りが出てくるからである。


この現象は興味深い。

『「〇〇の恐怖」×7』を唱えていると、トラウマの人の脳の過覚醒が収まっていく。脳の過覚醒が収まっていくと、回避して恐怖を増幅させて苦痛を麻痺させるホルモンが切れるから、脳の麻痺が取れる。脳の麻痺が無くなると感覚麻痺も取れて不快感をリアルに感じられるようになる。不快感をリアルに感じるようになると「前の麻痺してた状態の方がましだった！」という感覚になるのだ。

まあ、過去にトラウマを受けてからずっと回避で恐怖を増幅して脳を麻痺させながら生きてきた訳だから、麻痺が取れてリアルに感覚を感じることは「嫌だ〜！」と感じて当然なのである。

しかし、この「不快！」と感じるリアルな感覚がなければ、人は危険を回避することができなくなるから、このリアルな感覚は必要なものなのだ。でも〝恐怖〟と〝危険〟は違う。トラウマの人は常に〝死の恐怖〟を感じているから、いつも頭をフル回転して普段の生活の中で〝恐怖〟を回避することばかり考えている。考えに考えて、先手、先手を打って、恐怖の場面に遭遇しないように、という努力をしている。


普通の人は、トラウマの人と違って先のことなんて何も考えていない。

でも、普通の人は、脳の過覚醒が無くて感覚麻痺が無いので「不快！」と危険が迫ったらその場で感じることができる。だから、危険が迫ったら、その場で回避することができちゃう。

トラウマの人は、〝恐怖〟から先に先にと先の不快なことを考えているのだが、実際に危険が迫っていても「不快」と感じられないから危険を回避することができず「ドッカーン！」ということがある。

そんな時にトラウマの人は「ほら！　私の恐怖が現実になった！」とまるで自分がその不幸を予知していたように思えてしまう。

だが、問題は、未来の恐怖を回避する思考ばかり働いて先の不快感に注目を向けていて〝今〟の自分に〝感覚麻痺〟が起きているから、危険を回避できないだけなのである。

いつも、一生懸命に先手先手を考えているのだが、感覚が麻痺しているので、トラウマの人はせっかく考えていたのに、結局、不幸な目にあってしまう。そして「私ばかり不幸な目にあう！」と怒ることになる。

それだけじゃなくて、トラウマで脳の過覚醒による感覚麻痺が起きていると、危険を回避できないだけじゃなくて、チャンスも逃してしまう。

スーパーでタイムセールの直前にトラウマの人は、店員さんが値段のシールを張り替えるのを待っていて、自分の中で「他の人に取られないように」とずっと緊張している。自分の中で、シールを張り替えた瞬間にそれを周りの人をかき分けて奪い取るシミュレーションを頭の中でしている。

「カラン！　カラ〜ン！」とタイムセールの鐘が鳴ったら、そこをたまたま通りがかった何も考えない普通の人のおばちゃんが「あら！」と張り替えられたばかりのセール品に気がついて、何気なくそれを手に取って、そしてかごに入れてしまう。

「オーマイゴット！」

「あれを狙っていたのに！」とその瞬間動けなくなっていた自分がいて、ものすごく悔しい思いをする。

あのアホな顔をして何のありがたみもなく買い物かごに入れていったおばちゃんの顔にムカついてしまって、その顔が忘れられなくなってしまう。

『「○○の恐怖」×7』を唱えて、不快の感覚が感じられるようになったら「不快なことはしない！」と唱えて不快を避ける訓練が必要になってくる。不快なことを避ける＝危険を回避する、ということをやっていくと、脳はさらに凪になっていく。

なぜなら、感覚麻痺から危険を避けることができず、不快な体験をしてしまい、その不快な体験から脳の過覚醒を増幅させてしまう循環があって、脳の凪を持続することができなくなっていたから。

そして、不快を感じて危険を回避して、脳の凪を継続していくと「あれ〜！　チャンスじゃん！」というチャンスのタイミングが見事に見えるようになっていく。

何気なく手を出したら、その手にはしっかりとチャンスを握っていた、という瞬間が何度も訪れる。

「あ〜！　求めていたのはこれなんだ〜！」と嬉しくなってくる。

『「○○の恐怖」×7』で不快が感じられるようになると、やがてチャンスも自然と掴めるようになっていく。

〝今、この時〟の喜びよ！

トラウマの人が『「○○の恐怖」×7』を唱え続けていると、脳の感覚麻痺が取れて〝不快〟を感じられるようになる。

この〝不快〟をリアルに感じることは、それまで感覚麻痺が起きていたトラウマの人には新鮮なのだが、脳の回避システムはその〝不快〟を脳の過覚醒の餌にしようとする。

普通の人が「不快！」だったら、意識もせずにそこを避けて通る。

でも、トラウマの人の脳の回避システムは、そこで考えを巡らせて、あえて不快の中に飛び込ませる。


高校の頃、友人の家に行った時に、友人の母親が「〇〇ちゃん！お買い物に行ってきて頂戴！」と言った。その時に友人が「うるせんだよ！　ば〇あ！」と怒鳴りつけて、ドアを閉めて無視をしてそのまま全く気にする様子がなかった。

「スゲ～！　こいつ！」と感心した。

確かに、初めて友人が家に遊びにきているのに、その友人の前で「買い物に行ってきて！」と高校生の息子に言う母親の心理を考えてしまうと複雑な気分になる。トラウマの人だったら「何で？こんなときになんで？」と考えてしまって、怒りながらも母親の命令通りに買い物に行ってしまい「友人の前で恥をかかされた！」といつまでも考え続けて眠れなくなり、脳の過覚醒はさらに酷くなって「殺意！」が湧いてきてしまう。


「普通の人って考えないんだ～！」

普通の人は、考えないで平気な顔をして〝不快〟を自然と避けることができて、楽しいことを選択できる。そんな生き方に憧れるのだが、脳の過覚醒がある限り「絶対に無理！」となってしまう。

その場で反抗しても後から「あんなことを言っちゃって悪かったかな？」と母親のご機嫌取りをしてしまい、その後に母親から不快な言葉をかけられて、みごとに撃沈。自分の気持ちを理解しない母親に対して怒り、そして、後になってそんな母親にすり寄ってしまうアホな自分に怒りながら、脳に固着した〝恐怖〟を増幅してそれを麻痺させるホルモンを分泌させて気を失って眠る。

さらに寝て起きたら、記憶として処理されなかった母親の残像がいつまでもどこにいても自分にくっついてきて、いちいち自分に駄目出しをするようになり、さらに怒りにまみれて、脳の過覚醒は収まらない。

『「〇〇の恐怖」×7』を唱えて〝不快〟を感じるようになったら、その〝不快〟を避けてみる。

その時に、必ず脳の回避システムが自動的に「これをやらなかったら相手に悪いかな？」などと考えさせる。

「悪いかな？」とか「従った方がいいのかな？」と考え始めた時に『「〇〇の恐怖」×7』を唱える。

例えば「実家に帰ってくるんでしょ！」と親から電話があったとする。

その時に、あの実家に帰った時のいても立ってもいられないジメーッとした不快な場面を思い出して「嫌だな〜！」と思う。普段から唱えている『「〇〇の恐怖」×7』で過覚醒が収まってきていると感覚麻痺が取れてきているので「嫌だなー！」と言う気持ちがこれまでよりも倍増している。

そんな時に「今回帰らなかったら両親に申し訳ないかもしれない」と脳の回避システムが考えさせる。

「世間的に見たって両親の所に年に何度か帰らないのはおかしい！」と脳の回避システムは世間一般の常識的な所も責めてくる。トラウマの人の中でそんな思考が湧いてくると、「絶対に帰らなければ！」という焦りが出てくる。

この〝焦り〟と〝絶対に！〟という決めつけが脳の過覚醒の証拠になるから『「〇〇の恐怖」×7』をゆっくり呼吸に注目しながら唱えてみる。

唱えてみると脳の中は凪になって「帰らない」という選択ができる。

「帰らない！」と決めたら、回避システムが再び活発になり、両親から責められている感覚が襲ってくる。

『「〇〇の恐怖」×7』を唱えてみる。

すると「そうだ！　京都へ行こう！」となっている。

脳が凪になった時は、京都に行く計画を立てることで恐怖を回避するのではなく、〝今〟ここで不快な選択をしなくなった〝安心感〟に浸ることができて「今、この瞬間の幸せ！」を感じられる。

そう！　未来でも過去でも他人の気持でもない、〝今、この時〟の喜びよ！

脳が凪になってくると〝今、この時〟の喜びが感じられるようになってくる。

〝今、この時〟の威力は凄い！

トラウマの人は、歩いていると突然「このままお金がなくなって貧乏になったらどうしよう？」と不安になる。

これって、トラウマで解離した〝死の恐怖〟が脳の過活動を引き起こしているから、〝今、そこにある死の恐怖〟を回避するために「将来の経済的な心配」を作り出しているためだ。

〝今〟を感じてしまったら〝死の恐怖〟に直面することになる。その〝死の恐怖〟から逃れるために、不快な「将来の経済的心配」をあえて考える。

でも、問題は、恐怖は直面しないで回避すればするほど増幅してしまう、ということ。

増幅すれば、さらにその増幅した恐怖と直面することができずに、回避を繰り返すことになり、その増幅した恐怖がまるで「自分の中に魔物がいる」という感覚を生み出す。

そんな「お金がなくなる〜！」という不安が襲ってきた時に『「〇〇の恐怖」×7』を唱える。

3回ぐらい唱えていると段々面倒臭くなってきて、途中で意識が逸れてしまう。唱えている途中で別なことを考え始めてしまったりする。

そういう時は、「あ！　いけない、いけない！」ともう一度、戻って『「〇〇の恐怖」×7』を唱えてみる。

すると、7回目で脳内の圧が下がるような感覚になり「ふ〜！」と眠気のような感覚がやってくる。この「眠気のような感覚」が脳の過活動が収まった〝凪〟の状態だったりする。

いったん凪になってもまた不安が襲ってきたら『「〇〇の恐怖」×7』をゆっくりと浸るような感じで唱えてみる（ゆっくりと浸るような＝吸う息と吐く息に合わせて「〇〇の〜」、「恐怖〜」と唱えること）。

すると、さっきまでの考えがどうでもよくなってしまう。


このようにして、脳の過覚醒から起こる、将来の不安、そして、過去の後悔や怒り、などがやってきたら『「〇〇の恐怖」×7』を唱えることで、過覚醒の元になっているトラウマによって作られてしまった〝死の恐怖〟に浸ることになる。恐怖に浸ると、恒常性の機能でそれまで激しかった恐怖の波がフラットになる。

これを繰り返すことで脳の過覚醒のレベルが段々下がってきて、やがて、過覚醒の時間よりも凪の時間の方が長くなってくる。

脳の過覚醒のレベルが下がってくると「今、ここで」が感じられるようになる。

街を歩いていても、人の目が気にならなくなっている。過覚醒を起こしていた頃は、人と目が合うたびに「馬鹿にされている」とか「なめられている」と怒りの対象になっていたのに、人の目が一切気にならない。

「今、気持ちよく歩いている自分」を感じることができ、さわやかな気分に浸れる。青空の下で、それまで感じることができなかった妙な「安心感と安全感」が感じられている自分がいてちょっと可笑しくなってくる。


ここで非常に興味深いのが、以前、脳が過覚醒を起こしていたときは、街を歩いていたら必ず不快な人が自分に近づいてくるか、自分が「うわ！　嫌だ！」という場面に遭遇してしまっていた。

「何で自分のそばにばっかりこんな変な人が寄ってくるの？」と「これって自分の被害妄想かもしれない」と思いつつも、偶然にしてはその確率が他の人と比べても多いことから、自分の呪われた人生を感じられずにはいられなくなってしまっていた。

しかし、『「○○の恐怖」×7』を頻繁に繰り返して街を歩いていると、以前のような不快な人物は自分には近づいてこない。

「なんじゃ！　これは～！」。

不快な人らしき人物は歩いているのだが、以前のように自分に注目したり、自分に近づいてきたりしないで、まるで自分を避けているかのように自分から遠ざかっていく。

そして、面白いほどに、自分が「近づいてみたいな」という人が近寄ってきて、自分と会話をしていたりする。

この現象には、理由がある。

人間の脳は理解できないようなものすごいパワーを持っている。

よく、自己啓発セミナーなんかで「人間の脳は、20％しか使っていない、だからセミナーを受けてもっと素晴らしい能力を引き出すことができますよ！」なんて宣伝をしていたりする。

だが、「いや、それは違いまっせ！　ものすごい能力は既に使っているのに気がついていないだけでっせ！」と言いたい。

ある人と旅館に行ったとき「この旅館は、怖いものが出るみたいでっせ！」と近くの売店のおじさんに言われて、一緒にいた人が怯えていた。

すると、夜中に誰もいない隣の部屋で「パチン！　パチン！」という音が聞こえるじゃないですか（ひえ〜！）。

それが、人間の脳がなせるすごい技。

恐怖に感じた時に「隣の部屋で何かが起きるのでは？」と不快な現象を想像すれば、それは脳がその現象を作り出すことができちゃうことを知っていた。

一緒にいた怖がっている人に「あんたの脳って凄いな〜！　あんな音まで出せちゃうんだもんな！」と伝えたら、相手はあっけにとられていた。

その次の瞬間から、音は止み、さっきまでのおどろおどろしい雰囲気が消えてしまった。「あのまま怖がらせておけばもっと面白いものが見えたのかも？」と思ったが「睡眠の方が大切だもん！」とその場はそれで収めて寝てしまった。


人間の脳って、色んな現象、状況を想像しただけで作り出すことができちゃう。

『「〇〇の恐怖」×7』を唱え続けて、脳を凪にして見ると、あの不快な現象が消えてなくなってしまった。

そして「安全と安心」を象徴した面白いことが次から次へと起こっていく。

どんどん流れが変わっていく～！

過覚醒の脳の未知なる能力

トラウマの人の過覚醒の脳はものすごい能力を発揮している。

なぜなら、想像したことが、どんどん現実になってしまうのだから。

でも、残念なことに、トラウマの人は「自分がこの現象を作り出している！」という自覚がない。自分が作り出している現象なのに「自分は不幸な星の下で生まれ、もがき苦しみ続けて生きるしかない」と心のどこかで思っている。

いつも、次から次へと襲ってくる不幸な出来事に対処し続けなければならず、常に「先のこと！先のこと！」を考えてこれから起こりうる不幸に備えていなければいられない。

周りの人は「そんなの考え過ぎでしょ！」と言うのだが、トラウマの人が思った通りに不幸なことはやってくる。だから、トラウマの人は「考え過ぎなんかじゃない！　みんなは私のことをわかってくれない！」と怒り、さらに不幸に対処するために考え続けていなければならない。

でも、これって本当はトラウマによって解離した〝今、ここにある恐怖〟から〝回避〟するために未来のことを考えて不安に浸っているだけ。トラウマからの〝死の恐怖〟が常にそこにあるから、将来の不安に逃げ込んでいる。でも、脳が恐怖を回避すればするほど、恐怖が増幅して脳の過覚醒が増幅するから、そこにある恐怖がさらに増量されていく。だからますます、その増幅された〝今、ここにある恐怖〟から逃れるために将来への不安を膨らませる。

ポイントは、この恐怖から回避して過覚醒を増幅させて脳の過覚醒は収まらなくなり、脳はフル回転している、ということ。ある意味、普通の人が使えないような脳の未知なる能力がトラウマの人は使えてしまう。

トラウマの人から「旅館に泊まっていたら幽霊が出てきました！」という報告を聞いても、私は「あ！　そうですか！　凄いですね！」とドライなリアクションにしかならない。

だって、トラウマの人の脳って過活動を起こしているから、ものすごい能力を発揮して、幽霊の1つや2つ簡単に作りだして、周りの人に見せたり、体感させることだってできちゃうんだから。そんなちんけな幽霊なんかよりもトラウマの人は凄いことをやっている。

でも、ここで「幽霊が出た～！」の話を聞くと、トラウマの人は「私はそんなこと体験したことが無いから私には関係ないと思う」と否認する。

そこは「自分の想像したことが脳の過覚醒で未知なる能力が発揮されて現実になるって例えなんですけど！」とツッコミたい。

「ほら！　私が思った通りに嫌なことが現実になった！」と言うのがそれである。

トラウマの人の過覚醒を起こしている脳は、現実を不幸色に変える事が出来てしまう。

脳の未知なる能力で「現実を変える」というのは、ある意味で〝神〟の様な力を持っていることになる。

その神のような現実を変える能力を使って、人を不幸の中から救ったり「不幸を生み出す不条理な世の中を変えていかなければいけない」という〝万能感〟をトラウマの人は心のどこかで抱えていることがある。

この〝万能感〟を一般的な専門家は「妄想的な万能感」と処理してしまう。

でも、実際によくよくちゃんとトラウマの人とその環境を観察していると、恐怖を回避することで過覚醒が増幅された脳の未知なる能力はみごとに現実を作り出している。

だから、トラウマの人が他人の不幸に責任を感じてしまうのは、一般的な専門家が決めつけるような誇大妄想ではなかったりする。

トラウマによって過覚醒を起こしている素敵な脳が未知なる能力を使って、興味深い現実を作り出している。

そして、トラウマの人が努力をしなければ、自分も自分の周囲も不幸になってしまう、ということであくせく動き続ける。トラウマの人の脳の未知なる能力により現実が作り出されて、そしてその不幸な現実を書き換えるために動き続けている。

一般的な専門家からすれば「自分の思考で他人が不幸になると言う思考は妄想的に神を演じている」ということになる。でも、トラウマによって解離した恐怖から回避するために不幸を考え続けることは、トラウマの人にはコントロールすることができない。よって、その脳の未知なる能力を使って現実を作り続けることもトラウマの人にはコントロール不可能なのである。

ここで興味深いのは「脳の過覚醒を収めちゃいましょ！」と軽く勧められた時に「え！　あの能力を捨てちゃうの！」という不安感である。

トラウマの人は自覚が無いのだが、どこかであの現実を書き換えることができる〝万能感〟の甘美な味を知っている。トラウマを負って「普通の人とは違う！」という意味の中に、みんなと一体になれない劣等感があるのだが、その反面であの万能感も隠れていて「普通の人とは違う！」という優越感がある。

だから、それを手放した時に、自分が普通の人に成り下がって、自分が大切な物を手放してしまうような不安感が湧いてくるのは不思議ではない。


だからトラウマの人は『「○○の恐怖」×7』を唱えても「何も現実は変わらない！」と怒る。

このトラウマの人が発する「何も現実は変わらない！」という言葉は、実は奥が深い。

普通の人がこの言葉を聞いたら『「○○の恐怖」×7』が全然、脳の過覚醒に効いていないいんじゃない！　と安易な解釈をしてしまう。それは、普通の人がトラウマの人の脳の未知なる能力を知らないからである。

このトラウマの人が発する「何も現実は変わらない！」という言葉にこそ奥深い意味がある。


そんな時にも『「○○の恐怖」×7』を唱えて、さらに〝恐怖〟に浸って脳を凪にしていく。

それを繰り返しているうちに、次第に〝今、ここで〟の感覚が感じられるようになっていく。〝今、ここで〟を感じた時に「あれは、自分が作り出していた現実だったんだ！」とあの時、あくせくしていた自分が滑稽に思えてくる。

〝今、ここで〟を感じた時に、不思議なつながりと流れを感じられるようになる。

そのつながりと流れからは〝安全〟と〝安心感〟を感じられる。

トラウマの人がそれまで感じたことが無かった、手放しで感じられるあの感覚である。

その感覚を感じた時に、トラウマの人は現実を書き換えられるあの能力を必要としなくなる。

なぜなら、その感覚は何物にも代え難いものだから。

思ったことの逆になるのは過覚醒のおかげ

トラウマの人って「自分が思ったことと逆のことが起こる」と思っていたりする。

普通の人はその思考を理解することができない。

例えば、トラウマの人は「自分は野球を見ない！」という。なぜ？ それは「自分が野球を見て応援すると応援したチームが負けてしまうから」だと言う。まあ、普通の人がこの発言を聞いたら「何て傲慢なやつなんだ！」と思うのかもしれない。

でも、トラウマの人は、実際にそんな現象を体験している。

野球を見始めて、自分が応援したとたんに応援したチームが負けだす。それまで、圧倒的に優勢に戦っていたのに、突然、バットの快音が途絶えて、相手チームに点数が入ってしまう。

まあ、普通の人からしたら「それって確率でしょ！」という話になり、心理学的にもこの現象については簡単に説明がつく。

でも、トラウマの人は「自分が応援したら、その逆のことが起きてしまう！」と本気で信じている。まるで、自分に現実を変えてしまう特殊能力があることを知っているかのように。

トラウマの人が「お金を稼ごう！」と思って努力をすれば、お金をどんどん損するような現象が起きていく。せっかく、貯金しようと思っているのに、突然の出費がいくつも重なり、貯金どころではなくなってしまう。

人間関係でも「みんなと仲良くやっていこう！」と思って、できるだけ愛想よく、人に気を使って対処をしていると、必ず、嫌なキャラクターが登場してきて、その努力を打ち壊すようなことをしてくれる。

「思ったことと逆のことが起きるんだったら、その裏をかいちゃえばいいじゃない！」と普通の人は単純に考える。

まあ、トラウマの人も同じことを考えて、「思ったことの逆をやってみよう！」と実際にやって見ると、みごとに裏の裏をかかれる結果となり、自分の願っている結果は決して得られず「もう嫌だ！」という気持ちになってしまう。

願って、努力すればその逆になるし、その裏をかこうとしてもみごとに、裏の裏が出てきて「やっぱり、自分の思ったことの逆になってしまう！」という結果になる。まるで、自分が貧乏神のような不快な気分になる。

もちろん、統計学や心理学の見地から、この現象は「ただの思い込み」と言うことは証明できるのだが、トラウマの人は納得できない。だって、一度もいい思いをしたことが無いのだから。「あ！　うまくいってる！」と思ったら、必ずその逆のことが起きて、そこから失敗の連続で、さっきの喜びがみごとに帳消しにされてしまう。

過覚醒を起こしているトラウマの人の脳の未知なる能力は誰も理解することができない。

『「〇〇の恐怖」×7』を使って、脳の過覚醒を凪にしていくと、面白い現象が起きる。

脳を凪にするということは、焦りや不安、そして怒りや後悔が出てきたら、片っ端から『「〇〇の恐怖」×7』を唱えてみる。

コツは、〝今、ここで自分が感じていること〟以外の感覚が湧いてきたら、片っ端から『「〇〇の恐怖」×7』を唱えてみること。

例えば「お金を稼がなきゃ！」というのも〝今〟じゃないから『「〇〇の恐怖」×7』を唱えてみる。

すると「ま！　今は考えなくていいか！」という感覚になる。

「あの人はどうしているかな？」という他人への心配が出てきたら『「〇〇の恐怖」×7』を唱えてみる。他人の気持ちを考えるのも〝今、そこにある恐怖〟から〝回避〟しようとしている可能性がある。回避すれば恐怖は増幅するので、脳の過覚醒が始まってしまう。だから、人の気持ちや人の心配に意識が向いたときは『「〇〇の恐怖」×7』を唱えてみると「何で人のことを考えていたんだろう？」という気持ちになったりする。人のことを考えるのが面倒臭くなって、自分の今感じている感覚に注目を向けるようになる。

「自分が動かなければ稼げなくて貧困になる！」という感覚が襲ってきても『「〇〇の恐怖」×7』をとりあえず唱えてみる。すると、自分が「これは確固たる現実」と思っていたものは、実際は過覚醒を起こしている脳が作り出している幻想であることに気がつく。

「自分が家族に気配りをしなければ家族がバラバラになってしまう！」という不安が出てきても『「〇〇の恐怖」×7』を唱えてみる。

脳の凪が脳に定着するまで最短でも3ヶ月はかかると予測されるから、「3ヶ月間は脳の凪を定着させることに集中しよう！」という気持ちで、しばらくは『「〇〇の恐怖」×7』だけに集中する。

やがて、脳の凪が定着してきた時に、自分が求めていた時に手に入れることができなかったものが、自然と手に入れられるようになっていく。

「あれ？　こんなに簡単に手に入れられちゃった！」とビックリする。

それまで、どんなに努力しても、失敗の連続で失ってばかりいたものが、今、目の前にある。

人間関係でも、努力していたときは全く親密感が得られなかったのに、脳を凪にしたときに人の中にいても「安心感があり、楽しい〜！」を感じられるようになっていた。

楽しい！　と感じた時に「また、元の不幸な状態に戻ってしまうのでは？」と不安になる。脳の回避システムちゃんが脳の過覚醒を求めて、不幸なことを想像させようとする。不幸なことを考え始めて、脳の過覚醒が引き起こされれば、過覚醒の脳の特殊能力が発揮されることになり、色んな不幸な現象を作り出すことをしてしまう。

だから「良い事があったら、また不幸なことが起きるんじゃなか？」と不安になったら『「〇〇の恐怖」×7』を唱えて、これまで不幸の現実を作り出してくれていた脳の回避システムちゃんにさよならをする。

すると、凪はずっと続いている。

凪の中で、素敵なものがゆっくりと私の方へと流れてくる。

そう、何も心配する必要がなく、誰のことも怒る必要が無くなっていく。

脳の凪により、今、この時がキラキラと輝いていて、全てのものがそれだけで十分という感覚になった時に、本当に必要なものは全て自然と手に入ってしまう。

そんな時に、脳の過覚醒の威力を知ることになる。

過覚醒を起こしていた脳って凄いことをやっていたんだな、と改めて尊敬したくなる。

そして、そんな脳の過覚醒に「これまで私を助けてくれてありがとう、でも、もう必要ないみたい！　さようなら！」とやさしく、さよならが言いたい気持ちになっていた。

第5章

凪の中で味わう本当の自由

いつの間にか手に入れられちゃう欲しかった〝あれ〟

トラウマによって解離した〝死の恐怖〟を回避するために、トラウマの人は〝今〟を生きられなくなってしまっていた。

〝今〟じゃなくて、将来の心配、そして、過去の後悔を行ったり来たりして、今、この時の感覚が感じられない。

何か、楽しいことをやっていても、自動的に〝今、そこにある恐怖〟を回避してしまうので、自分の今の気持ちじゃなくて「相手はどう思っているのだろう?」と他人のことばかり考えてしまう。だから、トラウマの人は「楽しい!」ということをやっていても「自分が楽しい」のではなく「相手が楽しんでいるから自分も楽しいのだろう」という感覚で〝楽しい〟を感じることしかできない。

『「〇〇の恐怖」×7』を唱えてみると、脳の過覚醒は凪になり、段々と〝今、自分が感じていること〟が感じられるようになる。

それまでは、常に将来のこと、過去のことで不安になり怒りそして後悔し、ということを繰り返していて不快な感覚でいっぱいだった自分の頭が「シーン!」としている。いつも人の気持ちばかり考えていたのに、それを自動的にしなくなっている。何も考えていなくて、何も感じていない。「シーン!」とした静けさが頭の中にあって、それがものすごく心地よい。

凪になってみて「頭が静かで何も考えないって、こんなに楽なことなんだ！」と実感することができる。

静けさの中、何もしないでいると、次第に「何かをしてみようかな」という意欲がわいてくる。

過覚醒を起こしていたときは「○○をしなければ！」と必ず「しなければ！」と追い立てられているような、やらなければ責められるような感覚があった。

凪になって見ると、追い立てられるような感覚がなくて、自然と身体が動いて、目の前のタスクを次々とこなしていく。

そして、しばらくやって、集中力が落ちてきたな、と思ったら、少し休むとすぐに集中力が回復して、やっていることが楽しく思える。さらに、淡々と1つのことに取り組むことができる自分がそこにいて、それがとても心地良い。

凪になったときのこの新鮮な感覚は普通の人には理解できない。

それまでのトラウマの人の行動の全ては「今、そこにある恐怖を回避するため」にやっていた。

インターネットを長時間やってしまうのも、集中力があるからやり続けている訳じゃなくて、今、そこにある〝現実〟と〝不安感〟から逃れるためにネットの情報の世界に逃れ続けているだけ。

ネットで買い物をしているときも、〝今〟の自分が欲しているのではなくて、〝今〟を回避するために、それを手に入れた将来の自分を想像することで、今という現実から逃れることをし続けていた。だから、想像を膨らませて、実際にそれを手に入れても満足は無い。なぜなら、手に入れた時点で〝今〟であり〝現実〟となってしまう訳だから、また、そこから回避するために次の買い物が必要になってしまう。

目の前のもので満足できないんじゃない。目の前の〝恐怖〟を回避し続けなければならないから、ダラダラと無意味なことをし続けたり、不必要なものを買い求め続けているだけ。

恐怖に浸って脳が凪になると、その構造がものすごくよく見えてくる。

凪になると、〝今〟で満足できちゃうので、必要なものがごくわずかになっていく。

すると、不必要なものに囲まれていたときは見えなかったものが、それを捨てた時にちゃんと見えるようになってくる。

「あ！　自分ってこんなにチャンスに恵まれていたんだ！」ということに気付くようになる。

恐怖を回避して脳が過覚醒を起こしているときは、あれだけチャンスを求めていても、ちっとも得られなかった。

「チャンスがきた！」と喜んでチャンスをつかみ取ろうとした時、次の瞬間にはそのチャンスは幻想に変わってしまっていた（一喜一憂の現象）。

脳の過覚醒が恒常性機能を使って凪になることで、物事がものすごくシンプルに見えてくるのだ。凪でいるとチャンスを逃すことが無くなり、正確にそのチャンスをものにしながら、的確に学習がなされていく。的確な学習がなされることで、さらに違う風景が見えてきて、更なるチャンスに恵まれるようになる。

するといつの間にか「あの人が見ていた風景はこんな感じだったんだ！」と尊敬する人が見ていた風景が見えるようになっている。

自分が求めていても得られないと思っていたものがいつの間にか自分のものになっている。そんな喜びが凪の中にある。

何もしなければいいの？

ここまで読んできて、「何もしない方が自ずとチャンスは巡ってくる！」と単純化したくなってしまう人もいるかもしれない。

「脳を凪にするとか面倒臭いことを抜きにして、余計なことを何もしないように努力すればいいんじゃない！」と結論づけたくなる。

実は、これも〝根底にある恐怖〟に対する回避の思考だったりする。

トラウマを負ってから〝根底にある恐怖〟を回避するためだけに生きてきた。トラウマによって記憶として〝死の恐怖〟が脳に整理されなかったので、常に、そこに〝死の恐怖〟がある。

〝今、この時〟を感じてしまったら〝死の恐怖〟が襲ってくるので、トラウマの人は常に将来の不安、常に過去の後悔、そして、常に人に対する怒りと心配で〝今、この時〟から逃れる様に生きている。

だからトラウマの人に「落ち着いて余計なことをやらなければいい！」と言ったって「無理！」となる。もちろんトラウマの人は初めから「無理！」と拒絶する訳じゃない。その時は「そんな簡単なことだったんだ！」と納得する。

でも、実際にじ〜っと何もしないでいることはできない。すぐに思考は未来、過去、そして他人へと向いて、何かをやらずにはいられなくなってしまう。トラウマの人は「落ち着こう！」と決意するのだが、次の瞬間から、何か余計なことを考え始めてしまってそれが止められなくなる。

だって、目の前に〝死の恐怖〟があるんだもん！

目の前に〝死の恐怖〟が迫っていたら、誰だって逃げ出すでしょ！　というのがじっと落ち着いていられない理由である。それを普通の人は理解できない。

トラウマの人だって、その〝死の恐怖〟の元になっている記憶が抜けてしまっているから、自覚が無いし、他人事のように思えてしまう。他人事のように思えることこそ、〝死の恐怖〟への回避だったりする。

「そんなの私のことじゃな〜い！」と回避していないと、そこにある〝死の恐怖〟に触れてしまうから。

「何もしない方がチャンスが巡ってくる！」なんてそんな単純な話しではないもう1つの理由は、トラウマの人の過覚醒を起こしている脳にある。

人間の脳ってものすごい力を秘めている。手を使わないでものを動かすとか、そんな生易しいものじゃない。

思ったことを現実にしてしまう力があるのだ。

トラウマの人の脳って過覚醒を起こしているから、その脳の秘めたる力がフルパワーで活動していたりする。だから、トラウマの人が未来で「こうなるんじゃないのかな〜！」と不安に思ったことが必ず現実になる（ヒエ〜！）。

トラウマの人の過覚醒を起こしている脳は、めちゃくちゃすごい！

人の思考を操作して、人間関係の構図を変えてしまうなんて朝飯前。

トラウマの人が、想像したことが現実になっているのに、本人にはその自覚があるのか無いのか？

そこが問題だ！

「思ったことが現実になるんだったら、宝くじが当たることでも想像していればいいじゃん！」と思うのだが、トラウマの人の脳が過覚醒を起こしているのは〝死の恐怖〟を回避しているから。だから、トラウマの人が「良いことを想像しよう！」と思っても、〝死の恐怖〟がそこにあるから過覚醒の脳は必ずその逆の最悪の状況を想像してしまい、最悪の状況の方が脳の過覚醒をさらに増幅させるので、そっちの方を脳は現実化してしまう。

ある意味「チャンスが巡ってこない！」というのは、トラウマの人がそのように想像しているから、それが現実になっているだけ。

『「〇〇の恐怖」×7』を唱えて過覚醒を収めていけば、〝死の恐怖〟から逃れる必要がなくなるから、初めてそこで落ち着いていられるようになる。

『「〇〇の恐怖」×7』を唱えていると、過覚醒の脳で現実を作り変えてしまうことができなくなるから、悪夢の現実が目の前から消えていく。

そして、脳が凪になって見える目の前の世界は非常に美しい。

『「○○の恐怖」×7』を唱える本当の仕組み

トラウマの人が『「○○の恐怖」×7』を唱えると、初めのうちは「脳の過活動が収まっている気がする！」という感覚があるが、やがて「唱えてみてもあまり変わらないみたい！」と以前のような感動が無くなってしまうことがある。

実は、それって普段の脳の過活動が収まってきたから、唱えたときに「脳の緊張の劇的な差」が無くなったから。

普段から『「○○の恐怖」×7』を唱え続けていると、トラウマの人の脳の過覚醒は段階を追って凪になっていく。過覚醒の脳が凪になっていくと、ボケボケになって、忘れ物が多くなり「私、最近ボケてきちゃったのかな？」と感じることがある。これは、脳が過覚醒の状態から凪になってきているから起きる現象で、脳の活動が変わってきている訳だから当然と言えば当然なのだ。

でも、忘れ物が多くなったり、仕事でボケボケしてしまっても、不思議と仕事にも生活にも支障がない。

以前は、あんなに脳を活発に働かせて周囲のことを考えて人に気を使い、仕事には誰よりも真摯に取り組んでいたにもかかわらず、誰からもその努力を認められなかった。認められなかっただけじゃなくて、周囲からいいように利用されたり、駄目出しをされたりして不快な気持ちでいっぱいになっていた。

それが「あれ？　こんなにボケボケで仕事をやっているのに、誰からも何も言われない！」という現実がそこにある。

仕事量を以前よりも減らしているのに、人から認められて褒められたりする。人に対して気を使ったりしていないのに人から感謝されたりする。

脳の過覚醒があったときは、仲間はずれにならないように人に気を使って、いっぱい媚を売っていたが、どこか自分は人から軽く見られていて、邪険にされている感覚があって、それがものすごく嫌だった。

『「○○の恐怖」×7』を唱えていたら、脳の過覚醒が凪になって「1人が楽じゃん！」とみんなに媚を売ることを止めてしまった。すると、みんなが自然と近寄ってきて、何だかいい雰囲気。それまで感じられなかった「何か楽しいかも！」という感覚を味わっている。一緒にいて、何も不快なことを考える必要がなく、さわやかな気持ちでいられる。

相手が去ろうが自分を嫌おうが、どうでもいい感じに凪はさせてくれたのだが、そうしたら、周囲との一体感が得られるようになっていた。

一生懸命に考えて努力して求めても得られなかったものが、脳が凪になった時に、自然と自分の手元にそれがやってくる。
この現象を心理学や社会学者やスピリチュアルの人たちは、色んな独自の理論を使って説明したり、再現したりしようとする。

でも、ここで、悪夢の現実はトラウマの人の脳が過覚醒を起こしていて、脳の未知なる領域の力を使って現実を作り上げているだけ、と考えると興味深い。『「〇〇の恐怖」×7』で恐怖に浸って脳の恒常性機能を使って脳の過覚醒を収める。脳の過覚醒が収まった時に、あの現実を作り変えてしまう脳の未知なる領域の力がディアクティベイト（非活動化）された時に本当の現実が見えてくる。
過覚醒の脳で現実が作り変えられなくなって、凪の状態で本当の現実に触れたとき、人はその美しさに安堵する。

「自分が求めて努力をしても得られない！」と思っていたのは、過覚醒を起こしている脳が作り上げていた現実で、その現実を作り上げてしまう機能を『「〇〇の恐怖」×7』で根気よく打ち消していくと、本当の現実が見えてくる。そう、本当の現実の中では、求めていたものは全て努力をする必要も無くそこに存在していた。

『「〇〇の恐怖」×7』を唱えて脳を凪にすれば、欲しいものが努力しなくても手に入るような感

脳が凪の状態になると、周囲の反応が気にならなくなり、逆に一体感を感じるようになる

覚になる。だが、実はそうじゃなくて、欲しいものは既にそこにあって、『「〇〇の恐怖」×7』はそれを得られない現実を作り出してしまう脳の機能を不活性化することが目的なのだ。

『「〇〇の恐怖」×7』を唱えていき脳が凪になってくると、その緊張の落差が無くなり効果を感じられなくなる。さらに、その〝唱える〟という行動が奇跡を起こすのではなくて、脳のその奇跡の力を打ち消すものだとわかってきてしまうのだが、なぜか唱えるのを続けてしまう。

なぜなら、凪が見せてくれる〝現実〟ってとても美しいから。

普段の何も問題が無いときでも気がついたら『「〇〇の恐怖」×7』を唱えている自分がいる。もっと凪が見せてくれる安心と安全に満ちた現実が見てみたい。

唱えれば唱えるほど、脳の凪が見せてくれる世界に興味がわいてくる。

トラウマの人がこれを続ける理由

まあ、普通の人は「脳が不幸な現実を作り出すなんて、非科学的なことを言っちゃって!」と冷たい目で見る。

別に、超常現象についての議論をしたい訳じゃない。

トラウマの人の過覚醒の脳が作り出してしまう不幸な現実から抜け出して見ると、どんな世界が広がっているのかを見てみたいだけである。

『「〇〇の恐怖」×7』を唱えていたら、だんだん脳が凪になってくるのだが、トラウマの人はそれにさえ気がつかない。なぜなら〝過覚醒〟という刺激的な世界にいたので、強烈な刺激じゃないと「何も変わっていない」となってしまう。だから、せっかく〝凪〟になっていても「な〜んにも感じない！」、「つまらない！」となって〝凪〟を捨ててしまいたくなる。

トラウマの人の中には、常に大きな波がある。
なぜなら、トラウマの〝根底にある恐怖〟は〝回避〟なしでは存在しないから。
普通の人だったら〝恐怖〟を感じても時が経てば「大した事無かったじゃん！」と忘れてしまう。ところがトラウマの人は「キャ〜！」となったらそれがいつまでもフレッシュなままの恐怖が脳に残っている。それは〝恐怖〟を〝回避〟をしているから。恐怖を回避をすることで気分がアップして、そして、回避することで恐怖が増幅するので今度は気分がダウンする。気分がダウンした分だけ、回避をしなければならないのでさらに気分をアップさせようとする。アップ&ダウンの繰り返し、というのが恐怖を新鮮なまま脳に保つコツ。

だから、トラウマの人は、人に対しても〝理想家&こき下ろし〟があったりする。「この人凄い！　尊敬しちゃう！」と言っていたと思ったら、次の瞬間には「この人悪魔！　気持ち悪い！」とこき下ろしてしまう。アップ&ダウンであるが、この場合は、どちらとも〝根底にある恐怖〟を回避するために、人を理想化したり、怒りの対象にしているだけなのである。

だから『「○○の恐怖」×7』を唱えていたら「この方法は凄い！」と初めのうちは、熱心にやっているのだが、脳が凪になってくると「これを続ける動機付けが必要！」になってくる。

本当は、普通の人のように脳が凪になり、安静時に一体感と安心感があり、そして、夜になれば安らかに眠ることができ、朝になって、また一日を楽しむことができる、という凪の生活がゴールなのだ。

でも、トラウマの人はアップ&ダウンを繰り返してきたから「これじゃ、物足りない！」という感覚が出てきて、つい余計なことをやりたくなってしまう。

しかし、『「○○の恐怖」×7』を唱えていた方が絶対に面白い。

『「○○の恐怖」×7』がどういう風に凄いか！　という仕組みを正直に書いていると「過覚醒の脳が現実を作り出している！」という話になってしまう。

一般的な自己啓発本のように「これを唱えていたら超常的な能力が身に付きますよ！」と書きたいのだが、それは嘘になるから書けない。

トラウマを受けて過覚醒を起こしている脳の方がものすごい能力を持っていることを知っているから。

大きな声では言えないが、相談室でトラウマの人の治療をやっていると、突然、風もないのに閉まっていた窓が「バン！」と開いたり、ロールカーテンが「カラカラカラ！」と音を立てて上がったりする（ひえ〜！）。ＢＧＭをかけるために買ったラジカセ（今はＣＤプレイヤー）は1ヶ月で壊れてしまう。

どれもこれもトラウマの人が怒った時にそのような現象が起こる。それも、同じ人じゃなくて違うクライアントさんたちである。ある時は、クライアントさんが怒って電球が切れて、ある時は、スピーカーが「バン！」と音を立てて壊れてしまった。

そんな時に「過覚醒の脳ってすげ〜！」と感心する。

そんな方々が「全然知らない人が私を睨みつけてくるんです！」と言ってきた時に、多分、常識的な専門家だったら「それはあなたの思い込みですよ」と被害妄想にしてしまうだろう。

でも、過覚醒の脳がすることを知っていると「それは、そうなんだろうな！」と思う。普通の人が体験できないような世界をトラウマの人はその過覚醒の脳をフル回転して作り出している。

それをしていないと〝根底にある恐怖〟に触れてしまうから。だから、どんなに不快でも、その不快な世界を作り出すことが止められなくなっている。

普通の人は「そんなに凄い脳だったら有効利用すればいいのに！」と無責任なことを言う。

常に〝根底の恐怖〟がそこにある、なんて生活をしたことが無いからそんなことが言えてしまう。

普通の人だったらトラウマの人が曝されている〝根底の恐怖〟に触れてしまったら生きられない。

『「〇〇の恐怖」×7』を唱えていると、脳は凪になっていく。

すると、過覚醒の脳のあの力も凪になっていく。悪夢の現実は去って行き、やがて本当の現実の世界が見えてくる。

そんな時に、安堵とともにフッと笑顔になったりする。

「○○の恐怖」で変化していく段階

トラウマの人の脳が『「○○の恐怖」×7』を唱えて凪になっていくまでにいくつかの段階がある。最初は、他人の感覚が中心だったのがだんだんと自分の感覚が感じられるようになる。トラウマの人は〝根底にある恐怖〟を回避するために、人に対して怒っていたり、過去の出来事を引っ張りだしてきて後悔したりして怒る。さらには、〝今〟じゃなくて〝将来〟のことを想像して不安を増幅させてパニックになる。それも全てトラウマによって解離した〝今、そこにある恐怖〟の記憶を回避したいから。

『「○○の恐怖」×7』を唱えていると、それまで、未来、過去、他人と手を替え品を替え〝回避〟していたのが、段々と回避の振り幅が小さくなって、やがて、今、現在の自分の感覚へとシフトしてくる。

幼い頃から回避をしてきて、自分の感覚を感じていなかったトラウマの人が自分の感覚を感じ始めると、それまでと同じようには動けなくなったりする。それまでは、感覚が麻痺していたからできていたことが、〝今〟の感覚が感じられるようになっているから、すぐに不快を感じて以前のようにできなくなる。脳の過覚醒が凪になって感覚麻痺が無いので「嫌だ！」とちょっとでも思ったことがやれなくなる。だから、これまで人への気遣いやお世話など、自然とやれていたことがやれなくなって行動量が減っていく。でも、生活や仕事には一切支障をきたさないから不思議である。

他人に気を使えなくなったり、人のために動けなくなった分、周囲の人間が自分に代わって動くようになっている。

そして、それまで自分の事を評価していなかった人間が自分に対して感謝したり、評価するようになる。

感覚麻痺をしていたときは、あんなに人に気を使って努力しても、評価されなくて感謝も無かった。それなのに回避する為に使っていた他人の感覚から今の自分の感覚へとシフトして以前のように気を使わなくなり動かなくなったとたんに、評価されるのは不思議な現象である。

でも、これが脳の凪からあの一体感が感じられる大切なプロセスになる。

この段階で、トラウマの人は『「〇〇の恐怖」×7』を唱えても「自分が辛くなるだけだから何も変わっていない！」と思ってしまう。

だから「このまま唱えても意味が無いのでは？」と結論付けたくなる。

でも、実際は〝過去〟〝未来〟〝他人〟に回避しなくなって〝今の自分〟へと感覚がシフトしているから辛さをダイレクトで感じられるようになった、という変化がそこにある。

〝今の自分〟が感じられるようになると、徐々に〝凪〟の中の一体感に近づいていく。

「辛い！」と自分の感覚が感じられるようになっても、そのまま『「〇〇の恐怖」×7』を唱え続けていくと、次の段階に移っていき、身体の感覚と脳の波長が合うようになり〝脳と身体の一体感〟が得られるようになっていく。それまで、回避で過去、未来、他人にばかり注目していて、自分の身体の感覚も恐怖を回避するために使われているため〝苦痛〟か〝不快感〟しか感じることができなかった。『「〇〇の恐怖」×7』を唱えることで、現在の自分の感覚に注目がシフトして、やがて、脳の凪の状態とともに、身体の不快感も落ち着き〝リラックス〟ができるようになっていく。

脳の凪とともに身体を休めることができて「心地いい〜！」を身体でも感じることができると、次第に身体の不快感が減っていく。すると、さらに〝今、ここで〟の感覚が感じられるようになり、脳の凪はさらに広がっていく。

でも、この段階でもトラウマの人は『「〇〇の恐怖」×7』は意味がないかも？　と思ってしまう。〝今、ここで自分の感覚〟を感じている訳だから、過去の自分の状態を振り返ることをしなくなる。だから、以前の自分の状態と比較することが無いので「これをやっても意味が無いのでは？」と思ってしまう。

それでもさらに『「〇〇の恐怖」×7』を唱えていくと、今度は、脳の凪は、身体だけではなくて環境との一体感が感じられるようになる。唱えて脳が凪になり脳と身体が同期して身体がリラックスしてゆったりしたように、脳の凪が環境と同期することで、回りの環境が不思議と凪になりゆったりとしてくる。嵐を引き起こすような不快な人間が近づいて来なくなり、心地よい人との出逢いが始まる。さらに、自分の周囲にいた落ち着かなかった人が次第に落ち着くようになっていく。「この人は変わらない」と思っていた人がどんどん面白い方向へと変わっていく。

それまで、トラウマの人は自分が思っていたことの逆の結果になるパターンがあったが、脳の凪で環境が同期して一体感が感じられるようになると自然と自分の思ったことが現実になる。

でも、思ったことが現実になった所で脳が凪なのでそこには興奮が無い。だから「こんなことを続けても意味があるの？」と思ってしまう。

もっと『「○○の恐怖」×7』を唱えていくと、脳の凪は、回りの環境だけではなく〝時間〟とも同期して一体感が感じられるようになる。凪の瞬間に〝時〟がゆったりと流れていく。〝今、この時〟がものすごく長く美しい時間に感じられるようになり、その瞬間、その瞬間の美しさを見出すことができるようになる。

「瞬間の美しさ」を感じたときに、自分が本当に求めていたものに気がつくことができる。

自分が本当に心から求めていたものが今、自分の手の中にあると。

でも、〝時〟と脳の凪が同期した時に、その求めていたものが初めから自分の手の中にあることがわかってしまうから、そこにはあまり感動が無い。

何で「○○の恐怖」を唱える必要があるの？　とトラウマだった人はそんなことを考える。

『「○○の恐怖」×7』で脳と身体を同期させる

トラウマの人が『「○○の恐怖」×7』を唱えていると、脳が凪になり、自分の身体と同期できるようになる。

この〝同期〟は私の中では〝一体感〟のイメージで使っている。『「○○の恐怖」×7』を唱えていると、過覚醒を起こしていた脳が凪になってきて、身体の感覚と脳が同調できるようになり、身体の感覚が感じられるようになる。

「ウォ！　自分の身体はこんなに怠いんだ！」と感じたり「こんなにかったるいんだ〜！」となるのは、それまで脳の過覚醒から感じてこなかった身体の感覚を感じるから。

観察していて興味深いのが、最初のうちは身体のだるさを感じて「しんどいな〜！」と思っているのだが『「○○の恐怖」×7』を唱え続けると、だんだん脳と身体が同期して一体になるから、動きたい時に動けるようになる。だから、思ったように行動できるようになっていく。

もっと面白いのは、それまで散々「あれをしなければ！」と考えて、考えても動くことがなかなかできなかったのに、脳と身体が一体になっていったら、考えなくても動けるようになっている。

考えるよりも先に、掃除機を持って掃除をしている。何も考えないで、食器を洗って、丁寧に拭きながら食器棚にしまっている。

それまでは「あれをやらなきゃ！」と思っていても動けなくて「ちゃんとできない！」となっていたのが、身体と一体になってしんどさを越えたら、考えることが無くなって身体が勝手に動き出す。

身体と一体になったら、逆に「あれ？　それまで何も考えずに動き回っていたのに……ま、いいか！」と動かなくなったというケースもある。脳の過覚醒から感覚麻痺が生じていて、体力の限界が来ているのに動き続けてしまい、身体を壊してしまうトラウマの人が多くいる。そんな人が『「〇〇の恐怖」×7』を唱えて、過覚醒が静まってきて身体と同期するようになると、自動的に「余計なことはやらない！」となる。

脳と身体が同期して一体となったら、いかに自分が〝根底にある恐怖〟を回避するために動き回っていたか、ということがわかるようになる。

脳が凪になってくると「そんなに動く必要ないじゃん！」と身体で感じられるようになり、ゆったりとゆっくりと過ごすことができる。『「〇〇の恐怖」×7』で他人の気持ちに回避しなくなるので、人のために動くことがなくなる。すると、身体は自然に動きたい時に動いて、休みたい時に休みながら、脳と身体で凪の状態を楽しめるようになっていく。

脳の過覚醒が収まってきて脳と身体が一体になってくると、食事の量も変わってくる。それまで食事の量のコントロールは意識的にやっていたのに、食べていると「これで十分」という感覚がすぐにやってくる。

「え！ こんな量でいいんだ！」とちょっと自分でもビックリ。

それまで、食べても食べても満足できなくて、気がついたらお腹がパンパンになっていて「苦しい〜！」と胃腸の調子が悪くなっていた。

自分の中では「全部食べなければもったいないから」と思って食べていたが、脳と身体が一体になってみると「もう十分」という感覚がちゃんと感じられる。すると、食べ物を用意するときの量が以前の量と変わってきて、食事が楽しくなってくる。

さらに、脳が過覚醒を起こしていたときは、常に疲れていてだるくて運動どころじゃなかったのだが、過覚醒が収まってきて脳と身体が一体になってくると「ちょっと運動してみたいかも？」と思えるから不思議である。

運動するときも、脳と身体が一体になっているので、決して無理をしないで「気楽なレベルから」で満足できちゃう。

『「〇〇の恐怖」×7』を唱えて脳と身体を同期させて生活してみると楽しく健康になっていくの

で、それまでの脳と身体の不一致がものすごく激しかったことがよくわかるようになる。脳の過覚醒が起きているから、どうすることもできなかったのだが、同期させてみるとこれまでの不一致の恐ろしさが実感できてしまったりする。

脳を凪にして身体を同期させてみるとそれまでの生活とは違ってくる。

さらに脳を凪にして、環境と同期させたら、それまで不一致を起こしていた環境がどんなに違って見えてくるのかが楽しみになる。

『「〇〇の恐怖」×7』で脳と環境が同期する

トラウマの人が『「〇〇の恐怖」×7』を唱えていると過覚醒を起こしていた脳が凪になり、身体の感覚が感じられるようになり、やがて脳と身体が同期される。脳と身体が同期されると、身体で感じていることをちゃんと認識することができるようになり、自分自身のやりたいこと、やりたくないことを判別できるようになり、やりたくないことを止めることで、さらに自由に動くことができるようになる。

それまでは、やりたくないことを「いや～！」と身体で感じているのに、脳が過覚醒を起こしているので、それを実感して止めることができなかった。「いや～！」と感じているのに、その感覚を無視してやってしまうことで〝怒り〟が湧く。この〝怒り〟が〝恐怖〟の回避となり、恐怖は脳の中で増幅して脳の過覚醒は酷くなり、緊張は高くなるのでますます「不快以外は何も感じられない！」となってしまう。

過覚醒を起こしていた脳が凪になることで、身体と脳が同期して「いや～！」を的確に感じるから不快なことを避けるようになる。不快なことを避けていると、脳の過覚醒が増幅されることは無くなり、脳の凪は定着して、次第に「自分がしたいこと」を脳が認識して、脳と同期している身体が自動的にしたい方向へと動きだす。

自分のしたいことが自然と浮かんできて、それをすることでトラウマの人の脳はますます過覚醒から解放されて、凪が広がっていく。脳に凪が広がっていくと、これまで求めていた安心と安全の感覚に包まれていく。

そこでさらに『「○○の恐怖」×7』を唱え続けていくと、やがて過覚醒を起こしていた脳は、身体だけじゃなくて環境と同期していく。

トラウマの人は常に気分のアップダウンを繰り返している。「良い事があると必ず悪いことが起きる」という繰り返しの中に生きている。その繰り返しの中で、いつもチャンスのタイミングを逸して「私ばかり嫌な目にあう！」という状況になってしまう。

トラウマの人はいつも貧乏くじを引いている感覚があるので、過覚醒を起こしている脳で一生懸命に事前に色々調べたり考えたり、シミュレーションをしているのにも関わらず、結局「自分の思っていた結果とは逆！」になってしまう。

何かのタイミングを狙っていたら、必ず絶好のタイミングを逸したり、相手が自分の予測とは逆の行動をしたりする。

さらに「味方になって欲しい！」と思っていた人は、自分を裏切っていつの間にか敵になって、気がついたらいつも四面楚歌というのがトラウマの人の常である。自分に近寄ってくる人ははずればかりで、自分を不快にしたり、足を引っ張る人ばかり。誰も自分を理解して助けてくれるような優秀な人は現れない、と嘆き苦しむ。

でも、脳が凪になってトラウマの人の脳と環境が同期した時に、それまでの周囲のアップダウンの波がだんだん小さくなっていく。トラウマの人は『「○○の恐怖」×7』を唱えることで周囲の人のことが気にならなくなり、心配も無くなり、不快な人が眼中にも入らなくなってくる。

すると、自分にとって不快だった人は不思議と自分から離れていく。不快な人が離れていくと、ますますアップダウンの波が無くなって、脳と環境の凪は広がっていく。
環境も脳に同期されて凪になっていくと、不思議なチャンスに見舞われるようになる。それまで「他のみんなはチャンスに恵まれていて良いな〜！」と思っていたが、自分にもそういうチャンスが絶妙なタイミングでやってくる。

トラウマの人の脳はすっかり凪になっているので、何気なく手を伸ばしただけでそのチャンスを掴める。でも、脳が凪なのでそのチャンスを掴んだからといって一喜一憂することが無い。脳が凪になりアップダウンの無い世界だと、次から次へとチャンスが巡ってきて、トラウマの人はそれを的確にものにすることができるようになる。

それまで、トラウマの人は「人から認められたい」とか「自分の味方になって欲しい」と相手に気を使って一生懸命に努力しても結果はその逆になっていたが、凪になってみると、自然と人からの賞賛を得るようになっているし、何も気を使うことをしていないのに相手はいつの間にか自分を認め、自分の味方になってくれるようになっていた。
脳と環境が同期して、回りの環境がまるで自分の一部のように、自分のために動きだす。でも、脳が凪なので、トラウマだった人の中では歓喜がない。求めていたことなのだけど、それがまるで当たり前のように思えてしまうのだ。

そんな時に、あの一喜一憂でアップダウンを繰り返してジェットコースターに乗っているようなあの頃のことがフッと懐かしくなったりする。

だが、一度、脳の凪と環境が同期した時の安心と安全を手に入れてしまうと、あそこへは戻れないし、戻りたくない。

『「〇〇の恐怖」×7』で脳と時間が同期する

『「〇〇の恐怖」×7』を唱えて、過覚醒の脳は凪になって身体と同期し、そして、環境とも脳は同期していく。

それまで、過覚醒の脳と同調して、アップダウンの連続だった体調も、そして日々絶え間なく周囲に起こる不快な出来事もやがて穏やかに治まっていき、やがて、そこには静けさが訪れる。

不快を感じるたびに『「〇〇の恐怖」×7』を唱えて、脳の過覚醒を凪にしていくと、目の前の不快は消え去っていく。それを繰り返していくうちに、周囲の環境はまるで自分に合わせるように不思議と変化していき、楽で淡々と生きられる環境が整えられていく。

それまで脳が過覚醒を起こしていたときは、四面楚歌だったあの悪夢の環境はいつの間にか消え去って、そこには平穏な世界が広がっている。ジェットコースターのアップダウンの無い世界。

あの焦燥感と絶叫に満ちたアップダウンの世界が無いから、トラウマの人は初めは「自分は手を抜いて生きているのかも〜！」と不安になる。でも、アップダウンを起こしていたあの過覚醒の時よりも遥かに効率よく動けているし、周囲からの評価も上がっている。『「○○の恐怖」×7』を唱えていると、効率よくとか周囲からの評価なんていうことが関係ない。ただ、淡々と生活をしながらどんどんと周囲の環境は自分に合わせて変化していく。自然と効率を上げ、そして、さらに味方を増やしながら変化していく。

そのまま『「○○の恐怖」×7』を唱えていくと、脳の凪はさらに広がっていき、時間と同期する。脳の凪と時間が同期する時に、時がゆっくりと流れていく。

脳の過覚醒がある時は「〜をしなければ！」と焦っても、時間ばかりが過ぎていき、振り返って見ると「何もできていない！」という悪夢の中にいた。焦れば焦るほど、時間の流れは速くなり、そして、その流れに自分がついていけない感じで、後ろを振り返って見ると無駄にしてしまった時間ばかりが積もっていた。

脳の凪が広がって時間と同期した時に、時はゆっくり流れていき、そして、過去、現在、未来、の時間軸が凪の脳の中で全てつながる。

凪の中で、自分がこの瞬間に踏み出すこの一歩が、自分の将来を変えるだけでなく、自分の過去をも変えていく、そんな〝時のつながり〟を感じる。

ゆっくりと流れるキラキラとした時の中で感じる私の〝今、この時〟の感覚は、未来の自分ともつながり、そして過去の自分ともつながり、その美しさを増していく。

〝今、この時〟の感覚を感じる時に、時間軸のつながりの中で過去の自分に伝わって「変わらない！」と思っていた過去の感覚が変わっていく。

過去が変わっていくと、その過去からの感覚は現在の自分に伝わっていき、さらに現在の自分の輝きが増していき、それが未来の自分へと伝わっていく時に、そこには〝今、この時〟の喜びがある。

脳の凪と時間とが同期する時に、〝今、この時〟の自分の踏み出す一歩一歩が時間軸を越えた過去と未来の自分に影響を与えて、時の流れを越えて今の自分の感覚へフィードバックされるときに、この一歩一歩の喜びが増していく。

この美しい時の中で。

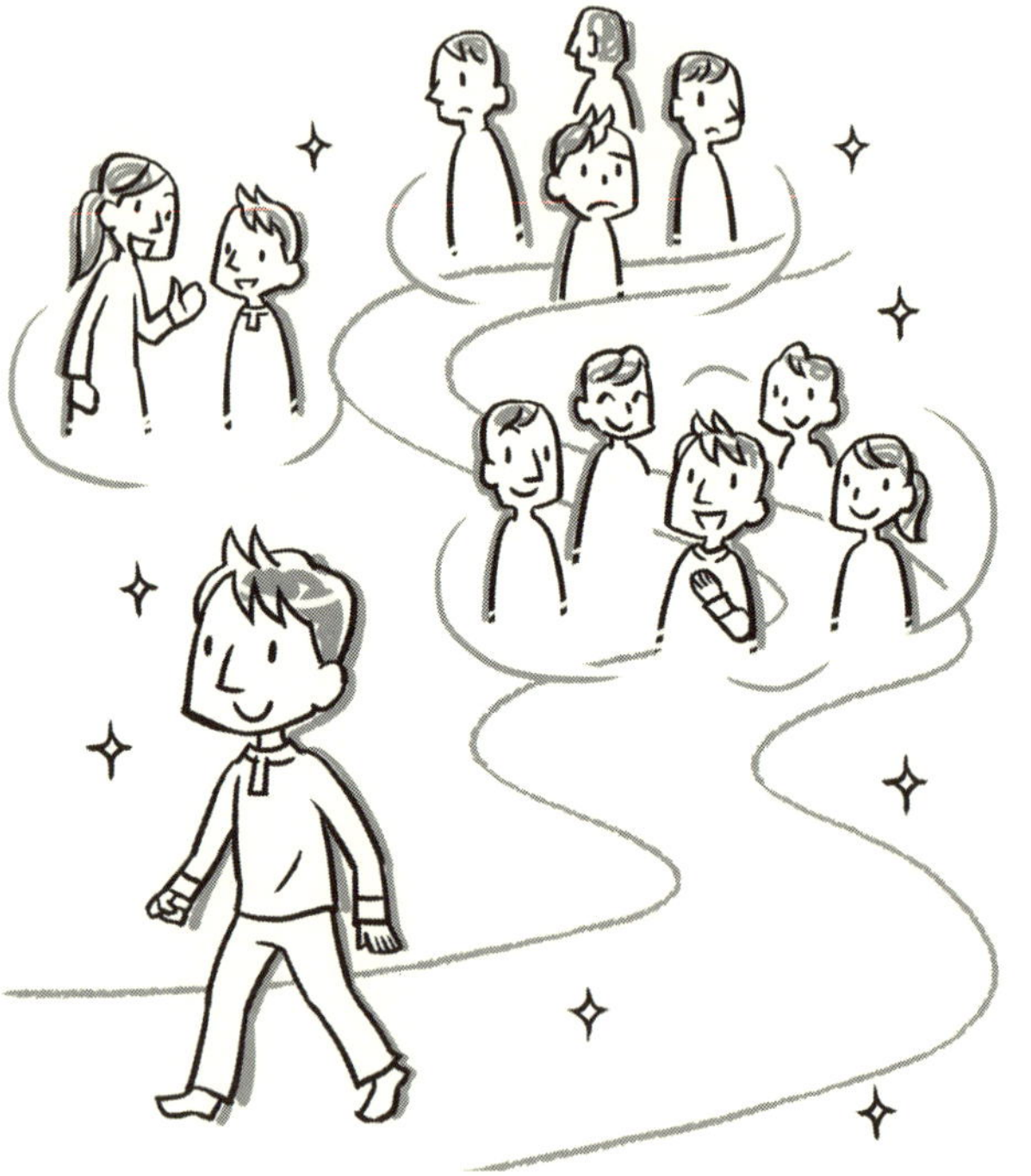

凪の中で、〝今、この時〟を味わっていると、自分の過去に対する感覚も変化する。

『「〇〇の恐怖」×7を唱えるタイミング』

ここで『「〇〇の恐怖」×7』を唱えるタイミングについてちょっと書いてみる。

『「〇〇の恐怖」×7』は、トラウマによって解離してしまった〝死の恐怖〟が引き起こしている脳の過覚醒を恒常性の機能を使って〝凪〟にするために唱える。

普通だったら長続きしないはずの〝恐怖〟が何年も消えないのは〝回避〟が原因である、という仮説が元になっている。

回避しないで、恐怖に浸ったら脳の恒常性の機能で恐怖の反応は消失して〝恐怖〟自体を感じ続けることができなくなる。

実際に、根底の恐怖を探ってみて、例えば「見捨てられる恐怖」が出てきたら、それを呼吸に注目しながら吸う息の時に「見捨てられる～」、吐く息の時に「恐怖～」と7回、繰り返し唱える。するとそれまで上司との関係でものすごく不快だったのが「どうでも良いじゃん！」と思えてしまうから、脳の過覚醒が恒常性の機能を使って収まった、と考える。

〝死の恐怖〟を打ち消す時の問題は、長年使い続けてきて脳に構築された〝回避システム〟である。

今、ここにある〝死の恐怖〟を回避するために、〝将来〟の金銭的問題で不安を増幅させる。将来の金銭的な問題を不安になればなるほど〝今、ここにある恐怖〟を見ないで回避することができる。でも〝恐怖〟を回避すればするほど、その反動で恐怖は増幅してしまう。そして恐怖が増幅すればますます強烈に回避しなければならないから、将来の金銭的不安がエスカレートして貧困妄想へとレベルアップしていく。すると、ますます〝今、ここにある死の恐怖〟はさらに増幅して、という繰り返しになっていた。

この長年使っていた〝回避システム〟は、ちょっとしたストレス刺激で発動してしまう。それまで、ちょっとしたストレス刺激で脳の過覚醒が起こり〝死の恐怖〟が増幅してしまうから、回避システムはすぐに〝死の恐怖〟を回避するために、ネタを作り出すことをする。一度『「〇〇の恐怖」×7』で脳の過覚醒を収めても、〝回避システム〟が発動してしまうと、再び脳の過覚醒が起こってしまう。だから長年使い続け癖になっている回避システムの機能を無効にするために、回避システムが発動するたびに『「〇〇の恐怖」×7』を唱える。

回避システムが発動するたびに『「〇〇の恐怖」×7』を唱えて、脳の過覚醒を凪にしていくと、回避システムは段々とその発動頻度を落としていく。この回避システムの発動頻度が減る仕組みは、それまで、回避システムを発動して、脳の過覚醒を増幅する事で、恐怖が増して〝苦痛〟となり、その苦痛を麻痺させるためのホルモンが脳内に分泌されていたものが、「〇〇の恐怖」で過覚醒を増幅することができなくなり、脳内に麻痺させるホルモンが分泌されなくなるからと考えられる。

簡単に言ってしまえば、回避システムちゃんは苦痛を麻痺させるホルモンにより「苦痛が快感〜！」となっていて「苦痛が欲し〜い！」とホルモンを求めて回避行動をさせようとする。でも、回避システムちゃんが回避行動をさせようとしても「〇〇の恐怖」と過覚醒を〝凪〟にしてしまえば〝苦痛〟にはならず、麻痺させるホルモンが分泌されなくなるので、回避システムちゃんは「つまらない〜！」と次第にその力が弱まっていくのである。

人によって回避システムちゃんの特徴が違う。

ある人の場合は、自分の状況を自己分析することで、そこにある〝恐怖〟を回避することをしていたりする。だから「何で自分はこんなことをしてしまうのだろう？」と考え始めたら、自動的に〝根底にある恐怖〟が回避システムちゃんによって増幅させられてしまう。だから、考え始めたら「お！　始まったな！」と思って『「〇〇の恐怖」×7』を唱えて、回避システムちゃんに餌を与えないようにしてしまう。

ある人の場合、回避システムちゃんに過去の嫌な出来事を思い出させられて〝今、そこにある恐怖〟を回避させられてしまう。

だから、過去の不快なことが頭に浮かんだら「回避システムちゃんがやってきたな！」と思って『「○○の恐怖」×７』を唱えて、苦痛を与えないようにしてみる。すると、回避システムちゃんは「苦痛が欲しい！　欲しい！」と次から次へと嫌なことを思い出させて、回避させて恐怖を増幅させようとしてくる。

そんな時でも『「○○の恐怖」×７』を唱えて、片っ端から〝凪〟にしてしまうと、回避システムちゃんの力がだんだん弱まってくる。


ある人の回避システムちゃんは「人の気持ちを勝手に想像する」ということで〝ここにある恐怖〟を回避させる。「相手は自分を嫌っているのでは？」と考え始めることで〝今、そこにある恐怖〟が回避できてしまう。回避すれば恐怖は増幅するから、麻痺させるホルモンを求めて回避システムちゃんは「もっと！　もっと！」と人の気持ちを想像させようとする。

そんな時に「お！　回避システムちゃんにやられている！」と思って『「○○の恐怖」×７』を唱えて、脳の過覚醒を収め、苦痛を無くしてしまう。すると、回避システムちゃんは「違う人の気持ちだったら良いでしょ！」と他の人の気持ちを考えさせようとする。

そんな時も『「○○の恐怖」×７』を唱えてしまうと、回避システムちゃんはそこから去っていく。

ときどき回避システムちゃんは麻痺させるホルモンを求めてやってくるけど、その度に『「〇〇の恐怖」×7』を唱えて脳を〝凪〟にしてしまうと、だんだん回避システムちゃんの訪問回数が減ってくる。

すると、頭の中に静けさが訪れる。

しーんとしたあの安心感。

それまで「考え続けていなければ生きていられない」と思っていたのは嘘のように、何も考えないでいられることの喜びを感じているこの時。

「これが本当の自由なんだ〜」と〝凪〟の中の自由を実感することができる。

第6章

ストレス刺激に対する様々な反応

問題が無くなることじゃなくてストレス刺激に対する反応が大切

トラウマによって脳に構築された回避システムが、ちょっとしたストレス刺激で発動して〝今、ここにある恐怖〟を回避させ根底にある恐怖を増幅させる。

ふとした時に、あの時のあの人の視線が気になってしまう。そんな視線を思い出して「あの人、私のことを恨んでいるのかな?」と考え始める。急に、別の人のことが思い浮かんできて、私から視線をそらしたあの場面のあの瞬間が思い出されてきて「私のあの発言があの人には気に入らなかったのかもしれない」と考える。そして「あの人は、私の気持ちなんて何も知らないのに、私が嘘をついている、と思っているに違いない!」とどんどんストーリーが膨らんでいく。

そうしていると「いつも、私は人から誤解されて嫌われてしまう!」という思いが湧いてきて、そこからみんなが自分の周りから去ってしまい、自分は孤独になり仕事もうまくいかなくなって貧困に喘ぐ姿が浮かんできて苦しくなる。

普通の人は〝根底の恐怖〟で苦しめられることがなくて話がこんな展開になることがないので「で、なんで人の気持ちを考えることが問題なの?」とこの回避システムが作り出す幻想の世界の苦しさを理解することができない。

トラウマの人はこの回避システムが作り出す幻想の苦しさを知っている。

その苦しさを知っていて抜け出したいとこれまで思ってきた。でも、一度考え始めたら止まらなくなってしまうので、そこから抜け出すことは困難であった。

そこで、回避システムが発動し始めて「あの人は……」と考え始めた瞬間に『「〇〇の恐怖」×7』を唱えてみる。

回避システムは〝根底にある恐怖〟を回避するために、自分の今そこにある恐怖以外の〝人の気持ち〟に注意をシフトさせることをしてきた。『「〇〇の恐怖」×7』を唱え、根底の恐怖を脳の恒常性を使って凪にしてしまうと、人の気持ちを考えるのが面倒臭くなってしまう。

でも、回避システムちゃんはあきらめない。「でも、あの人は私のことを……」とまた始めるので、再び『「〇〇の恐怖」×7』を唱えると回避システムちゃんの威力がだんだんと弱まってくる。

回避システムちゃんは、これまでの私を支えてきた意地がある。だから、私の一番弱いつぼを心得ている。今度は一人じゃなくて複数の人間が私のことを批判していて、みんなで蔑んでいる場面を見せて、焦りを入れさせる。

「何とかしなければ！」と。

そんな時も『「〇〇の恐怖」×7』を唱えて、再び回避システムちゃんと遊ぶんじゃなくて、脳の過覚醒の元になっている根底にある恐怖を打ち消していく。

すると、やがて脳は凪になって、一日の時間がゆっくりと過ぎていくようになる。

朝、回避システムちゃんからのちょっかいに引っかからないで『「○○の恐怖」×7』を唱えて根底の恐怖を打ち消しておくと、一日の中で不快が起こる回数が以前と比べるとものすごく少なくなっている。

ここがポイントである。

脳の過覚醒がある程度収まってきたら「全然、○○の恐怖って唱える必要がないじゃん！」と思ってしまう。

定期的に襲ってくるあの不安の波が無くなっていくので「何であんなこと唱えなければいけないの？」と、トラウマの人は『「○○の恐怖」×7』を唱えることを忘れてしまう。

ある一定の期間唱え続けているとその意味を感じなくなったり、何も問題が無いように感じてしまうのだが『「○○の恐怖」×7』は唱え続けてみることをお勧めする。

なぜなら、一見脳は凪になってきて普通に見えるのだが、まだまだ、脳の過覚醒はくすぶっているからである。だから、ちょっとしたストレス刺激ですぐにくすぶっていたものが火を噴いて脳の過覚醒が再燃する可能性がある。

実際に、ストレス刺激の実験でトラウマの人は、ストレス刺激に対する反応が普通の人と違うことがわかってきた。

安静時には問題が無いように見えてしまうトラウマの人も、ストレス刺激が加わった時のストレスホルモンの動き方は、普通の人とは違った動き方をする。普通の人のストレス反応とは逆の動きをするのでストレス時の記憶処理ができなくなってしまうと考えられる。ストレス時の記憶処理ができないということは、どんどんストレスが脳に蓄積されていくということ。ストレスが脳に蓄積されるということは、あの過覚醒状態に戻ってしまう可能性があるのだ。

だから「何も無いじゃん！」というときでもフッと思い出したように『「〇〇の恐怖」×7』を唱えていく。安静時なのに『「〇〇の恐怖」×7』を唱えてみる。

すると、ストレスに対して普通の人みたいな反応ができるようになる。

それまでストレス刺激に対して「私は普通の人とは違う反応をしてしまう！」と思っていたのが「あれ？　できるじゃん！」と面白くなってくる。

「普通の人ってこうなっているんだ〜！」とその反応が楽しくなってくる。

情緒的ネグレクトで学習性無力症タイプ

トラウマの人は外見では普通の人と区別がつかない。

でも、ストレス刺激を与えた時に、その違いがはっきりと出てくる。

ある学生は親から「試験勉強をしないといけないんじゃないの！」と言われると「そんなのわかってるよ！」と言った次の瞬間に「どうでもいいや～！」となって試験勉強ができなくなり、ひたすら漫画を読み続けてしまう。

朝になって、母親が「あんた！　ちゃんと起きなきゃ遅刻よ！」とヒステリックに怒鳴り声をかけると「わかってるよ！」と言いながら「どうでもいいや～！」という気持ちになってゆっくりと支度をして、そして「遅刻しちゃうかも～！」と思ったら「まあ、いいか～！」という気持ちになって、家から出たはいいけど、公園で一休みしてしまう。

この現象は一般的な専門家からすれば「母親の過干渉から子どもの自律が育たなくなってしまっている状態」と判断され、子どもの不適応は過干渉をしている母親の責任にされてしまう。

でも、この子どもにストレス刺激を使った〝ストレス反応検査〟を行ってみると、面白いことが見えてくる。

安静時（何も課題を与えていないとき）は唾液採取のストレス検査をして見ると普通の人よりも若干ストレスが高い値だった。そして、ストレス刺激（爆音１０８dbを3秒間）を与えた次の瞬間からストレスの値は急激に落ちてしまい、15分後に、ストレスは最低なレベルにまで落ちてしまった。そして、ストレス刺激から40分後にもう一度ストレスの値を計ってみると、再びストレスが上昇して元の安静時の高いストレスレベルに戻っていた。

ストレス刺激の後に、ストレスレベルが最低にまで落ちてしまうという反応になるのだが、学生が「勉強しろ！」と親から言われた後に「どうでもいいや～！」という気分になってしまうのが、ストレス刺激である爆音を聞かせた15分後にストレスレベルが最低になったのと同じだと考えられる。だから、親の言葉で勉強ができなくなったのではなくて、ストレス刺激を与えられたときの反応が人とは逆になってしまっている、というだけ。本人の意思や意識の問題でもない、というのがストレス刺激検査で見えてきた。

このタイプの反応をする人の特徴として、親から適切な世話はされていてある程度のアタッチメント（愛情がある包容）もあったのだが、環境的な問題（嫁姑葛藤、夫の浮気や借金、近所とのトラブル）から母親の精神状態に余裕が無く、その結果〝情緒的ネグレクト〟になっていたことがあげられる。環境的な問題から母親の精神的な緊張が高かったことから、子どもは感情の機微を拾ってもらうことが無く、それが長期間続くことで学習性無力症のような状態となり、ストレス刺激を与えられた時に動けない無力な状態になる（人間の子どもは〝無力〟であるから親からの〝情緒的ネグレクト〟でも長期間にわたることで十分に〝死の恐怖〟となりえると考える）。

母親の緊張が高かったことから、このタイプの子は普段は他人の気持ちや自分の行動が人にどのように影響を及ぼしてしまうのかなどを考え続けてしまっている。社会のルールとか秩序なども真面目に真剣に考えている、いわゆる〝真面目〟で〝いい子ちゃん〟タイプの人間なのが安静時である。常に、人の気持ちや社会のルールなどを真面目に考えているから、普通の人よりも安静時のストレスレベルが高い。

そして、ストレス刺激を与えられた時に、緊張が高かった母親から情緒的ネグレクトされた状態へと解離して、学習性無力症（「何をしても意味が無い」）になり「どうでもいいや〜！」というような意欲が無い子に変身する。

変身すると言っても、本人が好きで変身している訳じゃなくて、脳や身体のホルモンの変動でそのような投げやりな人格になってしまう。

よって、このタイプの人は、相手の気持ちを考え始めたら『「〇〇の恐怖」×7』を唱える。さらに、社会のルールを真面目に考え始めたら『「〇〇の恐怖」×7』を唱える。まあ、真面目に何かを考え始めた時に『「○○の恐怖」×7』を唱えておけば〝凪〟にできる可能性が高まる。

そして逆に「まあいいか〜！」と投げやりな時に『「○○の恐怖」×7』を唱える、という習慣をつけるようにする。ここで「習慣をつけるようにする」というのは「軽い気持ちでそれを続ける」ということである。なぜ〝軽い気持ち〟かと言うと「それをやらなければ変わらない！」と緊張しまうとそれがストレス刺激になり『「○○の恐怖」×7』を唱えなければ！と義務的になった時点でストレスホルモンが下がって「そんなのできない！」となってしまう。だから軽い気持ちで「まあ、いいか〜！」となった時に『「○○の恐怖〜！」×7』を唱える習慣を付けてみる。

安静時の緊張が『「○○の恐怖」×7』で落ちてくると、段々と自分のやりたいことが見えてくる。だって、人の気持ちや世間体ばかり考えていたら自分の本当にしたいことなんて見えてくる訳が無い。

そして、だんだん脳が凪になって、自分のしたいことが見えてくると、ストレス刺激が加わった時にもちゃんとストレスに対して反応することができるようになる。「どうでもいいや〜！」が無くなって、自然に身体が動くようになり、肝心な時にも「あれ〜？　こんなに集中できるようになっている〜！」というように変化していく。唾液採取のストレスの値を計ってみても、この変化が見られる。

唾液採取のストレスレベルでストレス刺激に対する変化が見られるのだから、逆に初めからストレス刺激に対する反応を調べて、そのストレスレベルの動き方で唱えるタイミングを対応してみると本当に面白い。

後からストレスがやってくる（遅延タイプ）

唾液採取のストレス検査でストレス刺激を使ったストレス反応を見ていると、根底にある恐怖とその回避システムの仕組みがよく見えてくる。ストレス刺激への反応は様々なタイプがある。そして、そのストレスレベルの動きから回避システムへの対応方法もわかってくる。

爆音（108db）を3秒間、鳴らした直後にストレスの値をはかったら、普通の人だったら、ストレスの値は「グン！」と上がるのだが、あるタイプの人はそんな爆音を効いても安静時のときの値とほとんど変わらない。

一見「ストレス刺激がその人に合っていなかったんじゃない？」とそのデータを切り捨てたくなってしまうのだが、実際の所、無駄なデータは何一つ無い。

15分後に再び、ストレスの値を測定してもほとんどストレスの反応が見られなくて「本当にストレス刺激が合っていないのかな?」と不安になる。そして40分後にもう一度ストレスの値を計測していると「ドーン!」とストレスの値が上がっていた(凄い!)。

「何で後から上がってくるの?」というのが興味深い。

このタイプは、職場や学校でストレス刺激があっても「何も感じないしへっちゃら〜!」で、周りからも「あの子なんにも問題がないんじゃない!」と羨ましがられたりする。でも、家に帰ったら突然、親がみかんを食べているのを見ただけで「何で私の前でみかんを食べるの!」と怒りだす(え? 何で? みかんを食べているだけなのに!)。親が、テレビ番組を見て笑っていたら「何で私の前で笑うの!」と怒りだす。一般的には、この現象を「八つ当たり」と言うが、このストレス反応のパターンの人からすると、「八つ当たりをしている」という自覚は全くない。

後から怒りがどんどん湧いてきてしまって収まらずに、怒りを収めるために食べ物を口に詰め込んで食べ過ぎてしまう。そして、限界まで食べて吐いてしまったら、やっと落ち着くような感覚になる。

その場でストレスに対する反応ができずに、家に帰ってから外で受けたストレスの反応が出てしまう。学校や職場で起きたストレス刺激に対するストレス反応が家で起きて親に怒っても、ストレスは処理されずにどんどん増幅してしまう。その増幅したストレスを回避するために、過食嘔吐をしたり、アルコールで酩酊したり、ということをしなければならなくなる。

アルコールや過食嘔吐でストレス反応を麻痺させれば、ますます、普段の生活の中のストレス刺激に対して的確に反応することができなくなり、遅れて反応が出てきて、それが処理できずに、さらにアルコールや過食嘔吐が必要になる悪循環が出来上がってしまう。このタイプを〝遅延タイプ〟と呼んでいる。

やはり、この遅延タイプは、幼少期の親からの情緒的ネグレクトがトラウマになっていて〝恐怖〟が解離して脳に固着し、安静時でも脳が過覚醒を起こしていることが考えられる。

そして、遅延タイプの回避システムのパターンとしてあげられるのが「世間体」である。

常に「自分は人からどのように見られているのか？」ということを使って〝今、ここにある恐怖〟を回避している。いつも他人からの印象や評判を気にして外見を気にしたり、立ち居振る舞いや言動に気を使ってしまう。

常に「他人の目」というものを気にしているので、第三者から見た自分の姿を自分の中でイメージしながら生活をしている。だから、ストレス刺激があっても、第三者から見た自分がストレス刺激を受けているのであって自分自身がストレス刺激を受けていることにならずに、その直後はそれほどストレスに反応せずに「他人事」で終ってしまう。

でも、家に帰って〝他人の目〟が無くなった時、我に返って「ギャ〜！」とストレスが一気にやってきて、いても立ってもいられない怒りや焦燥感が襲ってくる。

そのストレスを回避するために、過食嘔吐や酩酊をして、普段世間体を気にしている姿とは逆の醜い姿へと変貌する。

そして、それでストレスを回避して眠った後は、さらに世間体が気になるようになり、という悪循環になっていることが考えられる。

この遅延タイプの人は、世間体が気になったら『「○○の恐怖」×7』を唱えてみる。

「自分はどう見られているのだろう?」と気になりだしたら『「○○の恐怖」×7』と唱える。

外から見た自分ということで自分を客観視した時に『「○○の恐怖」×7』を唱えていく。すると、次第にそれまで感じられなかった〝今、自分の感覚〟がリアルに感じられるようになってくる。

「え〜〜! いや〜だ〜!」ということが「嫌!」とちゃんとその場で感じられるようになり、ストレス刺激に対して反応することができていく。

その場でストレス刺激に反応できるようになると、家に帰っても、それまで怒りをぶつけていた家族のことがどうでもよく思えてくる。

家族のことがどうもよくなると、だんだん眠くなるのが早くなってくる。

いつの間にか、早い時間に安らかに眠るようになっていて、睡眠が十分に取れるようになる。

すると、次第に身体全体が若返ってくる。

だんだんと自分が本当に求めていた美しい姿が自然に手に入るようになっていく。

ストレス刺激に無反応って大変（無反応タイプ）

ストレス刺激を使ったストレス反応検査で、ストレス刺激（１０８dbの爆音）を聞いたその直後も、しばらく時間が経過してもストレスの値がほとんど変わらない、というタイプがある。

普通の人だったら「ボーン！」という爆音を聞いた直後からストレスの数値が急激に上がって、そこからだんだんと下がっていく。

でも、トラウマの無反応のタイプの人は「ボーン！」と爆音を聞いてもビックリした動作はするのだが、唾液でストレスを計ってみてもストレスの値が上がらない。15分経っても40分経って測っても、そのストレスのレベルが全く変わらない。

「あれ～？　機械が壊れてしまったの？」と一瞬、不安になるが、そうではない！

このストレスレベルの動き方をする人を〝無反応タイプ〟と呼んでいる。

この無反応タイプの人は、普段から「人前で自分を演じている」という感覚がある。

本当の自分はもっと下品で醜くて、そして暴力的なのだが、人前ではそんな自分はきれいに隠すことができていて立派な自分を演じることができてしまう、と思っている。

社会的に立派な自分を演じているのだが、その演じている自分を他の人と比べるとものすごい劣等感を感じてしまう。

常に他の人と比べて劣っているように感じてしまうから、さらに立派な自分を演じなければならず、演じれば演じるほど自分のリアルな感覚から解離してしまう。本当の自分がなんなのかがわからなくなってくる。さらに演じているからストレス刺激にも適切に反応できなくなってしまう。

これも1つの回避システムのタイプである。ネグレクトやトラウマで〝死の恐怖〟が解離して脳に固着してしまう。それを回避するために〝別人格を演じる〟というシステムを作る。まあ、一番典型的なのが「良い子を演じていれば見捨てられない」という台本を作り過剰適応の人格を作り上げて人前で演じてしまう。

そして、本人が「演じている自分の裏はもっと汚くて醜い存在で暴力的」と思っているのは、過剰適応の人格を演じていて、ストレス刺激に的確に反応できずにストレスが脳に蓄積して頭の中に憎しみと怒りが渦巻いている状態のことである。その場でストレス刺激に反応できなければ、そのストレスはどんどん脳に蓄積されていき、脳の過覚醒が酷くなる。過覚醒が酷くなった脳は怒りと憎しみと恐怖に充ち満ちた状態になり、その脳の状態で鏡の中の自分を見た時にものすごく歪んで見えて「自分は醜い汚れた存在」と思うようになる。だから、醜い自分を隠すためにますます外では「良い人を演じなければ」と過剰適応の人格を演じてストレス刺激に無反応になっていく。

普通の人は「何も感じないで良い人を演じられるんだったらいいじゃない！」と無責任なことを言う。

いやいやいや！　ストレス刺激に適切に反応できないのはものすごく危険！

ストレス刺激に反応できないということは、自分の精神的な限界や体力の限界を適切に感じられない、ということにもつながる。だから、このタイプの人は、ある一定の期間は過剰適応で〝使える人間〟を演じられるのだが、やがてストレスが脳内にも体内にも蓄積して、燃え尽きて身も心もボロボロになってしまう。


この無反応タイプの人はストレス刺激に適切に反応できないということで、ギャンブルなどが止まらなくなってしまうこともある。ストレスが適切に感じられないので自分の〝限度〟が分からないから止められない。無反応タイプの子は、母親から「ちゃんと学校へ行きなさい！」と怒鳴りつけられてストレス刺激を与えられた時に「まあ、いいか〜！」と何もかもが面倒臭い状態になって学校に行けなくなる。ストレス刺激に反応できない無反応タイプの人は、お金の換算をする時に「まあ、いいか〜！」と無気力になってしまって知らず知らずのうちに借金を重ねていってしまう。

そして「借金を作って返済できない醜い自分」を隠すために、普段の生活では過剰適応である勤勉な人格を演じる、という循環が出来上がる。端から見ていると、それはまるで過剰適応人格を演じるために借金を作るような状態にみえる。

無反応タイプの人は、人とのコミュニケーションでも、ストレス刺激に適切に反応できないので、会話がどうやっても噛み合わない感覚がある。普通、相手から怒りなどを向けられてストレスレベル1を与えられたら、こちらも同等の怒りであるストレスレベル1を返すことでお互いのストレスを打ち消し合う、というのが普通の人のコミュニケーションである。

与えられたストレスと同程度のストレスを排出して、お互いのストレスを打ち消しあうことで、お互いの間に凪ができて〝一体感〟が感じられるようになる、というのが普通の人の対人関係である。演じてしまう無反応タイプの人は、相手からストレスレベル1を与えられても的確に反応することができないので、それをそのまま受け取って自分の中に溜め込んでしまう。これは相手からすると無反応タイプの人は「ただの便利な人！」となり、一方的にストレスを押し付けられる上下関係がそこで出来上がってしまい、演じているトラウマの人はいつの間にか相手との関係でストレスの受け皿となってしまう。そして、相手からのストレスを受けてますますストレスを体内に蓄積させて醜い自分を作り出すことになる。だから、無反応タイプの人は人との関係で対等になることはできないし、一体感も感じられない。表面的にはあんなに良い人なのに。

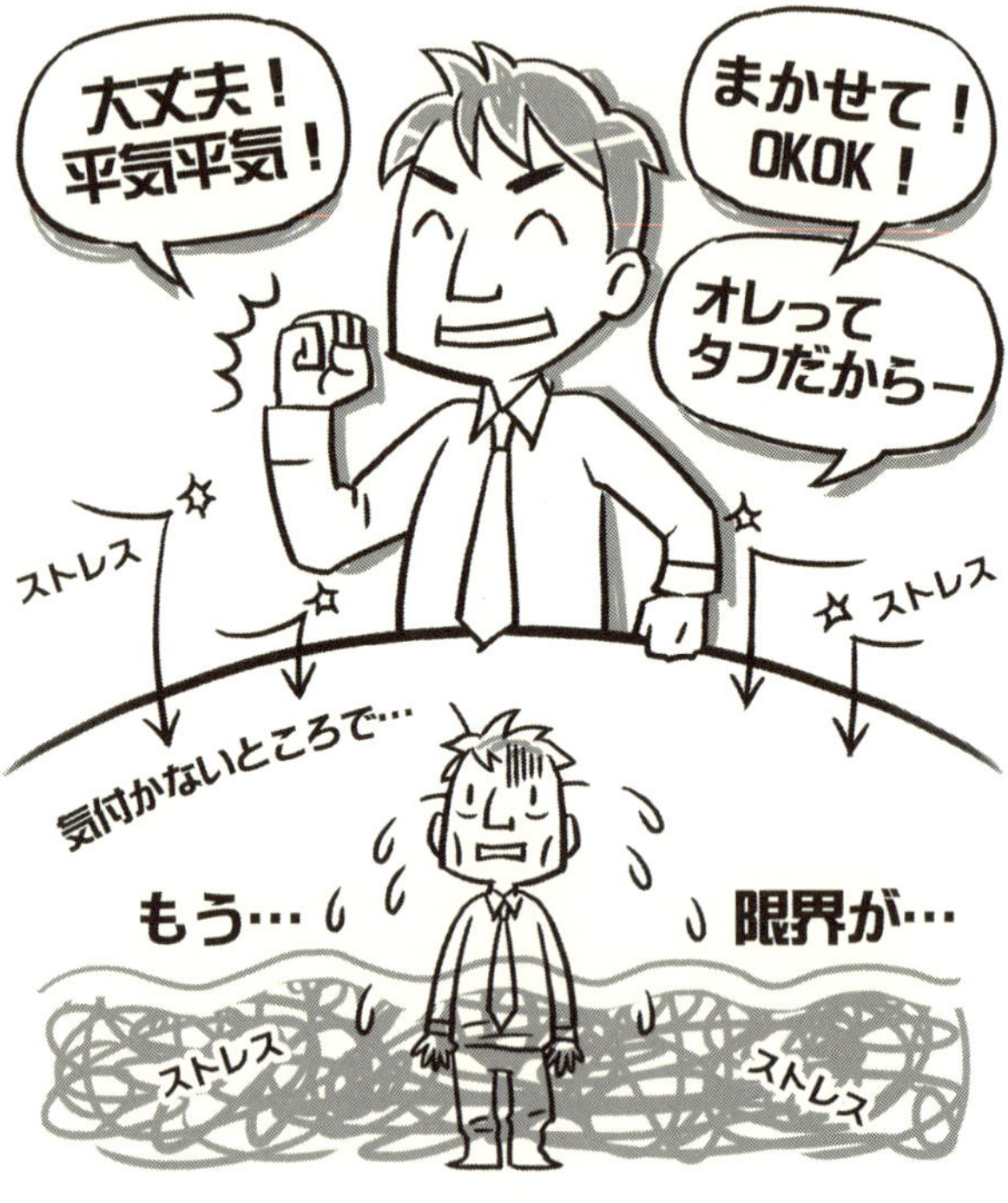
大丈夫！
平気平気！
まかせて！
OKOK！
オレって
タフだから－
ストレス
ストレス
気付かないところで…
もう…
限界が…
ストレス
ストレス

ストレス刺激に適切に反応できないと過剰に適応してしまい、心身がぼろぼろになる危険がある。

このストレス刺激に反応できない無反応タイプの人が「何も感じない」という時に『「〇〇の恐怖」×7』を唱えていくと、次第に不快感を感じるようになる。

『「〇〇の恐怖」×7』を唱えていると無反応タイプの頭の中には次から次へと嫌なことが思い出されてくるようになるので、その度に『「〇〇の恐怖」×7』を唱える必要が出てきてしまう。

『「〇〇の恐怖」×7』を唱えているとなぜこの嫌なことが思い出されるようになるの？

それは、脳に固着している〝根底の恐怖〟が作り出している脳の過覚醒状態が凪になると、以前のようなストレスを溜め込んだ状態がなくなるから〝苦痛〟がなくなる。すると回避システムちゃんは「苦痛からの快感がもらえない！」とパニックを起こして「嫌なことを思い出させて、苦痛を与えて回避システムを使わせてやろう！」と余計なことをする。

そんな回避システムちゃんが働いて嫌なことを思い出しても『「〇〇の恐怖」×7』を唱え続けて脳を凪にしていく。さらに普段の「何も感じない」というときでも「〇〇の恐怖」と唱えていくと、いつの間にか人前でビビらなくなっていく自分が感じられる。そして、人前で演じる必要がなくなっていて、素の自分で人に接することができるようになっている自分がそこにいた。

さらに唱え続けていると、人と会話をしている時にそれまでの自分と違って相手を過剰に盛り上げようとしなくなっている自分にも気付く。相手の話を適当に聞き流しながらもどこか心地よさを感じるあの感覚。

それがとっても面白い。

やがて、自分が一方的に相手に尽くすのではなくて、相手が自分にサービスをしてくれるようになった時には「凪、最高‼」と思える。

そんな時に、自分が使っていたあの回避システムが妙に懐かしく思えてくる。

共依存タイプの反応と唱えるタイミング

ストレス刺激反応検査で「ファ～！」と爆音（108db）を3秒間鳴らして、2分後に唾液採取のストレスレベルをはかって見るとみごとに安静時よりも上がっていた「あ～よかった！　普通の人と同じ反応になっている！」と一安心。

これまで、ストレス刺激で逆にストレスレベルが下がってしまう人や、全く反応しない人ばかり書いていたので「もしかしたら、この装置自体が間違っているんじゃないの？」と不安になってくる。

でも、みごとに仮説通りに、人はストレス刺激によって直後にストレスレベルは上昇するということが証明された。

そして、ストレス刺激から15分後に「スーッ」とストレスレベルが落ちる。その場でストレス刺激に反応すれば、適切に脳の中で記憶として処理されて、後腐れ無くその不快感は消えていく。

ストレス刺激から40分後にもう一度、唾液採取のストレスレベルをはかってみたら「どっひゃ〜！何で上昇するの？」とショックを受ける。

ちゃんとストレス刺激にその場で反応したから、ちゃんと脳で処理されて恒常性の機能で元の値に下がっていくと思っていたら40分後に逆に上がってしまった。

これを見ると、ストレス刺激は適切に記憶として処理されていないことになり、ストレスはそのままその人の中に残って蓄積されて、蓄積されたストレスでその人の感覚は麻痺して解離してしまう（解離＝自分であって自分じゃない感覚になること）。

「何で、ストレス刺激直後に適切に反応して、その後にちゃんとストレスは落ちてきたの？」と疑問になる。

実は、このタイプのストレスレベルの動きをする人は〝共依存〟という特徴がある（共依存とは自分と特定の相手がその関係に過剰に依存していてその関係に囚われていること）。

あまり〝共依存〟という言葉は私自身は好きではないのだが、このストレス反応の現象を理解するのに一番近い言葉なのであえて使ってみる。

例えば、この〝共依存〟というのは、自分以外の家族のメンバーに何らかのハンディーキャップがあって「自分がその家族の気持ちになって考えて行動してあげなければ」と思って行動することで発生する。

真夏に共依存の人が暑さを感じた時には、自分が感じている熱さよりもそのハンディーキャップの子がまず頭に浮かんできて「○○ちゃん暑くないかしら？」と心配になる。また、共依存の人の喉が渇いたら「○○ちゃん喉が乾いていないかしら？」と心配になる。

お店の前を通って焼き蛤の匂いがしたら「○○ちゃんお腹が空いていないかしら？」と子どもの空腹感が気になってしまう。

だから、ストレス刺激の直後にも、共依存の人は「○○ちゃんがこんな音を聞いたら大変！」と○○ちゃんに代わって反応して、○○ちゃんだったら、と代わりにそのストレスをその子のために請け負っている。

だが、問題は、ストレス刺激を受けた時に、共依存の人は○○ちゃんを演じているので自分自身の感覚ではない。感覚が解離しているから脳の中でストレスは適切に処理されていないので、ストレスが後になって増幅して返ってくる。記憶として処理されなかった不快感は、後になって不快感として襲ってきてしまうのだが、その不快感はさっきのストレス刺激には帰属されない（帰属＝○○のせいにする）。さっきの爆音のストレスのせいで不快感になっているのに、ある人は夫のことが気持ち悪くなって「あの旦那のせいで私は気持ち悪くなっている」と思ってしまう。また、ある人は爆音の不快感を「○○ちゃんの将来が心配」と夜になってからグルグルと最悪な状況を想像して眠れなくなってしまう。

共依存の「あの人のために自分がしっかりと考えてあげなければ」と相手に代わって考えてあげる、というのは美しいストーリーのように聞こえるのだが、実はこの共依存自体が〝根底にある恐怖〟を回避するために作られた回避システムだったりする。

「○○ちゃんの気持ち！」と相手の気持ちになることで、自分の〝今、そこにある恐怖〟を回避することができる。だから常に相手の気持ちを考えるように条件づけられてしまっている。

そして、回避すればするほど、トラウマによって解離し脳に固着した〝死の恐怖〟は増幅していくから、ますます「○○ちゃんのこと」を考えなければならなくなる。そして、恐怖が回避で増幅した分だけ強烈に回避するためにますます○○ちゃんが最悪な不幸に遭遇することを想像する必要が出てきてしまう。

トラウマによって過覚醒を起こしている脳の素晴らしい能力は、その〝不幸〟の想像を現実にしてしまうこと。

だから、共依存の人が想像した通りに次から次へと○○ちゃんの周りでは不幸な出来事が起こり、共依存の人はその対応に追われるという興味深い現象が起きてしまうのである。

共依存に使っている「○○ちゃん」とか「○○さん」と頭に浮かんだら『「○○の恐怖」×7』を唱える。

ちょっとでも「○○ちゃん」のことが心配になったら、それは脳の回避システムが脳内の快感物質を求めてやっていることなので、片っ端から『「○○の恐怖」×7』で打ち消していく。

すると、それまで感じられなかった自分の不快感が適切に感じられるようになる。

「あれ？　私ってこんなにその場、その場でムカついていたのね！」とビックリ。

ふっと「○○ちゃん」のことが気になるが、気になったらすぐに『「○○の恐怖」×7』を唱えて、脳の過覚醒を凪にしていくと、不快感が感じられる。そして、不快感を感じて、不快を避けるようになったら、だんだんと自分のしたいことが見えてくる。

それまで、何もかも「○○ちゃんのために」と義務でやっていたことが不快になり、面倒臭くなって、一つ一つ止めていったら、いつの間にか自由になって自分のしたいことをやっていた。

するとフッと気がつくと、○○ちゃんもいつの間にか自由になっていた。

それまで「自分が何とかしてあげなければ」と思っていたのが自分の幻想だった、ということが見えた時に、ますます私は自由になり『「○○の恐怖」×7』を唱えながら脳の中の〝凪〟を広げていく。

いつの間にか、何も心配しない静けさって素晴らしい、と感じられるようになっていた。

奪われたストレス反応

〝共依存〟の反応を示すトラウマの人は、自分の感覚よりも相手の感覚を優先しているので、ストレスに反応してもその反応は自分の感覚ではないので、後からストレスが戻ってきてしまう。

実際に、〝共依存〟の反応をした母親のデータと子どものデータを比較してみたら、ストレス刺激直後に母親のストレスレベルが上がった同じ割合だけ、子どものストレスレベルが低下していた。まるで鏡のように子どものストレスレベルが下がってストレス刺激で〝解離〟してしまう。そして、一度下がった母親のストレスが40分後に上がった時に、子どものストレスも母親と同じ割合だけ上がった。

全く違う時間にストレス刺激反応検査をやったにもかかわらず、子どもは母親とは真逆であるが同じ割合で反応していた。

違うケースでは、別々の日にストレス刺激検査をやったにもかかわらず親と子どものストレス反応が同じように上がって、下がって、そして、また上がって、という線を描いていて、まるでフィギュアスケートのダブルスの動きのようにきれいに同じ動きをしていた。

「もしかしたら遺伝で同じような動きをしているのかな？」と不安になったので、何ケースか兄弟間のストレス刺激に対する反応を調べてみたら、共依存親子のような美しさは見られず、反応はバラバラだったので「遺伝じゃないかも？」と思った。

共依存タイプの夫婦間のデータを探ってみたら、やっぱり、夫がストレス刺激でストレスが上がった分だけ妻のストレスレベルは下がっていて、夫のストレスが下がると妻のストレスが上がっているた。その動きは、まるで妻がダメな夫のことを身を挺してけなげに支えているように映った。

いつも相手のことを心配したり、気にしたりしていると〝解離〟して〝自分の感覚〟では生きられなくなる。そして、心配された相手も〝共依存〟の反応に左右されてしまうので「自分らしく生きられない」という現実がそこにある（脳と脳がつながっているという仮説が元になっているから、共依存で注目された相手は、自分の反応が相手に奪われる、という現象が起きる。だから「自分らしく生きられない」となる)。

以前、長年、引きこもっていた男性が「自分一人では変われないんです！」と涙ながらに訴えていたが、その意味がこの親子間のデータを見た時によく理解できた。

心配されることで常に母親の脳とつながって、母親に自分の感覚を奪われてしまう。だから、ストレスに対する反応なんて、自分の意識でコントロールすることができない。

自分が何かやろうとする時に、その男性は、ストレスレベルが急激に落ちてしまい「もうどうでもいい〜！」とやる気が全く起きなくなってしまう。なぜ急激に落ちてしまうのか？　その答えは、共依存になっている母親の脳とつながって、母親にストレス刺激に対する反応を奪われてしまうから。

そんなことは、その男性と出会った当時には理解することができなかったが、このデータを見た時に、「自分一人では変われないんです！」という男性の言葉を信じずにはいられなくなってしまった。

人のことが浮かんだら

いくつかの共依存タイプの親子のデータを見た時に「あ！　解離のメカニズムがわかっちゃったかも！」とひらめいた。

幼少期のネグレクトやトラウマから〝根底の恐怖〟が脳に固着して、脳は過覚醒を起こしている。この〝根底の恐怖〟はものすごく怖い。毎瞬、毎瞬〝死〟の恐怖がそこにある感覚。それは、ちょっと先ではなくて、今、この頭の中にこびりついている。

その脳に固着した〝恐怖〟から逃れるために、自分以外の人の気持ちに注目するようになる。相手の気持ちを想像していれば、自分の中にある〝恐怖〟に注目しないでいられるから。

一番簡単に注目を向けられるのは〝母親〟だ。「お母さんは、今、悲しんでいる」とか「お母さんはお父さんのことでイライラしている」などと母親の気持ちを勝手に想像して、その母親に気を使っている健気な自分を演じる。

母親の気持ちに注目していればトラウマからの〝今、ここにある恐怖〟に直面しなくて済む。でも、〝恐怖〟は回避すればするほど増幅されるから、どんどん恐怖が増幅して、脳の過覚醒が酷くなる。

脳の過覚醒が酷くなればなるほど、母親の悲惨な状況を子どもは想像する。

トラウマを受けた子どもが過覚醒の脳で家族の悲惨な状況を想像すればするほど、それは現実となって不幸が次から次へと過覚醒の脳で作り出されていく。

母親が子どもの過覚醒の脳によって作り出された不幸の現実に苦しむ時、子どもは母親の苦しみに注目して「母親の苦しみを何とかしてあげたい！」と思って母親の気持ちになり、母親の苦痛が子どもに染み渡る。

猿の実験では、実際に電気ショックを受けている猿よりも、その電気ショックで苦しんでいる猿の苦痛を止めてあげようと必死でボタンを押している管理職の猿の方が胃潰瘍で早く死んでしまう（母親が電気ショックで苦しんでいる猿の役で、子どもはそれを止めようと必死にボタンを押している猿の役）。

この実験からは苦しんでいる相手を見ている方が、苦しんでいる本人よりもストレスが多いと予測できる。でも、その相手の感じている〝苦痛〟で自分も苦しむことにより分泌される脳内麻薬のホルモンの甘美な味がそこにはある。それと自分のトラウマからの〝死の恐怖〟を回避できるその安心感が混じり合って、独特の回避システムが作り上げられている。

相手の気持ちを考えるだけで、自分の感覚を切り離して〝根底にある恐怖〟を回避できる。

そして、相手の苦痛を想像して苦痛を感じることで分泌される脳内麻薬のホルモンにより麻痺が生じるので、より簡単に自分の感覚を解離することができるようになる。でも、それを繰り返すことでいつの間にか自分の感覚を感じることができなくなり、ストレス刺激に的確に反応できずに社会からどんどん解離してしまう。さらには解離して的確にストレス刺激で反応できなかったストレスは脳内に蓄積されていき、やがて、蓄積されたストレスが重荷となって動けなくなる、という現象が起きてしまう。

簡単に言ってしまえば「人の気持ちを〝考えた〟瞬間に解離する」ということになる。

「え⁉　私、人の気持ちなんて考えてませんけど！」

でも「相手のことが気になる」とか「相手のことがムカつく！」と思ったときには知らず知らずのうちに相手の気持ちを考えてしまっている。

だから、誰かのことが頭に浮かんでいたら、それは相手の気持ちを勝手に想像して、自分の〝根底の恐怖〟を回避している可能性がある。

誰かのことが頭に浮かんだら『「〇〇の恐怖」×7』を唱えてみる。

すると、イライラしてきたりする。

相手のことを想像することで自分の感覚を回避していたから、自分の本当の感情を感じることができなかったが、回避しないで『「〇〇の恐怖」×7』を唱えてみると、段々と自分の感覚が感じられるようになってくる。

「あの子は大丈夫かしら?」と浮かんできたら『「○○の恐怖」×7』を唱えてみると「何であの子のことで時間を取られていたんだろう!」とムカついてきたりする。そんな時も「あの子」が浮かんでいるのでさらに『「○○の恐怖」×7』を唱える。

すると、それまでやりたくてもできなかったことが自然とできるようになる(あれ?)。

「何でいつも旦那は夕食の時間に帰ってこないの!」とイライラし始めたら『「○○の恐怖」×7』を唱えてみる。

すると、いつの間にか旦那を待たずに食卓で美味しく食事をとっている自分がいた。

旦那が帰ってきたら『「○○の恐怖」×7』を唱えると、いつも私がいくら気を使ってもぶっきらぼうだった旦那が逆に私に気を使うようになっていた。

人が浮かぶたびに『「○○の恐怖」×7』を唱えていて、フッと鏡を見た時に、自分の顔が「シュッ」と引き締まっているのに気がついた。

「あれ? きれいになっているかも!」

顔がシュッとなる

人のことが気になったら『「○○の恐怖」×7』を唱えていると顔が引き締まってきれいになった、と言ったら「嘘だ～！」と普通の人は信じない。

でも、『「○○の恐怖」×7』を人が気になるたびに唱えている人をよく観察してみると、顔面の頬の筋肉が引き締まった感じになり、顔が「シュッ」となってくる。

ある人を観察していたら、別々に暮らしている娘と電話で話したりすると、まるでお酒を飲んだように「キャッピー！」と気分がハイになり、酔っ払いのようなおかしな行動をとってしまうことがわかってきた。

そこで「娘さんとはしばらく連絡を取らないでください」とその人にお伝えした。

その頃は〝根底の恐怖〟を回避するために娘と共依存になっているなんて、具体的には理解できていなかった。

だから、ただ「連絡を取らないでください」としか伝えていなかった。

娘と話すと酔っ払ってしまう人の顔を観察していると、内緒で娘とコンタクトをとったかとっていないかが一発でわかる。

「え〜！　何にも言っていないのに何でわかっちゃうんですか〜！」とビックリされる。

その人がしばらく娘に会っていなくて、他の人にもコンタクトをとっていないとだんだん顔が引き締まってきて、きれいになってくる。

でも、ある時、娘で酔ってしまう人の頬の肉が重力に逆らえなくなって垂れ下がっているのを観察した時に「あ！　娘に会ったでしょ！」となる。

会っていないとだんだん頬の筋肉が引き締まってきて、会ってしまうと頬の肉が垂れ下がってくる。

これは、〝根底の恐怖〟を回避するために、娘のことを心配したり娘の気持ちになることで解離して外界からのストレス刺激に対して的確に反応することができなくなるだけじゃなくて、解離することで自分の身体のコントロールも効かなくなることで起きる現象ではないか？　と考えられる。

ストレス刺激でストレスレベルが下がってしまう不登校の子は、母親から「部屋を片付けなさい！」とか「勉強しなさい！」と言われたとたんに「面倒臭い〜！」とか「どうでもいいや〜！」とやる気を失って身体に力が入らなくなり、だるくて起き上がって行動に移すことができなくなる。

脳機能のことを何も知らない人がこれを見たら「だらしがない人間」とか「甘ったれ」と馬鹿にする。

でも、ストレス刺激でストレスレベルを上げなければいけない場面で解離してしまうのは、本人の意志の問題ではなくて、脳の機能でそのようになってしまっている。ストレス刺激で解離して自分の身体のコントロールが利かなくなる。

それと同じように、相手のことを考えることによって〝根底の恐怖〟を回避することで、自分の感覚から〝解離〟するから、知らず知らずのうちに身体のコントロールだけじゃなくて顔の筋肉のコントロールが利かなくなるから恐ろしい現象が起こってしまう。

『「〇〇の恐怖」×7』を唱えることで、だんだん自分の感覚が戻ってくる。

「なんだ、あいつ！」と誰かにムカついたら『「〇〇の恐怖」×7』を唱えてみると相手のことがどうでもよくなってくる。相手のことがどうでもよくなってくると、自分の感覚が感じられるようになり、自分の表情がより感じられるようになる。

「何であの人はあんなことをするんでしょう！」とあの人に怒りが湧いてきそうになったら『「〇〇の恐怖」×7』を唱えていると、不快な人には近づかなくなる。なぜなら、解離が融けて表情筋が的確に動くようになり、表情は不快な相手に〝不快〟のメッセージを自動的に送るから近づいてこなくなる。

「あの人は何で！」と相手の気持ちを考えて、恐怖から回避してしまうと、いつの間にか不快な人に近づいていて、その人に巻き込まれてものすごく不快な思いをさせられてしまう。その場では作り笑顔をしているのだが、家に帰ってから怒りが湧いてくるので、鏡を見た時に、そこにはものすごい顔が目の前に映っているはずなのだが、解離しているのでその恐ろしさに気付けない。
『「○○の恐怖」×7』を唱えると自分も自然と不快な人に近づかなくなるし、不快な人も自分に近づいてこなくなる。すると、家に帰ってから怒りにまみれることが無くなり、その怒りから解放された顔の表情はどんどん豊かになり、豊かな表情により顔の筋肉は鍛えられていき、シュッとなる。

人が気になったら『「○○の恐怖」×7』で顔がシュッとなると、シュッとした顔の人が近づいてくる。

これが環境の同期である。
自分の身体の同期が進むと、環境が自分に合わせて変化していく。自分に必要な人が近づいてきて自分に必要なものを与えてくれるようになる。

解離ってなに？

『「○○の恐怖」×7』を唱えていると、段々とそれを唱えるのが面倒臭くなってくる。

唱えていたらあまり問題が無くなって、唱えるタイミングも無く、全てが面倒臭くなり、自分のやりたいこともわからなくて、何に対しても意欲がわかないような感覚になることがある。

これって「脳の過覚醒が落ちてきたから」ということになるが、実はそれだけじゃない。

唱えることで脳の過覚醒が落ちて〝解離〟していたのが浮き彫りになってきたから、というのが理由である。


「〝解離〟って何？」


〝解離〟で一番有名なのが〝解離性同一性障害〟である。以前に「多重人格」として流行ったことがある。

「いくつもの違う人格が自分の中にある」というのが問題で、その別人格になった時にとった行動の記憶が無いというのが〝解離性同一性障害〟の特徴だったりする。

「自分が別人に変わってしまい、その時の記憶が抜けてしまう」なんて怖い！　と思うのだが、これも〝根底の恐怖〟を回避するために作られた回避システムである、と考えるとわかりやすい。

〝根底の恐怖〟を感じないようにするために、別の人格を作り上げて、その人格に代わることで〝恐怖〟を回避する。回避すれば〝恐怖〟が増幅するので、ますます別人格が必要になり、それを繰り返しているうちに人格間の記憶を遮断するぐらい完璧な回避システムが出来上がってしまう、というメカニズムである（専門家はもっと違う説明の仕方をするかもしれないが、こっちの方がしっくり来る）。

〝解離〟は奇異な症状に聞こえるのだが、実は、それほど奇異ではない（奇異＝普通ではない）。〝解離〟の特徴である「自分であって自分じゃない！」という感覚はトラウマの人はよく知っている。

結論から書いてしまうと、トラウマの人は「相手のこと」を考えているときは、自分の感覚じゃなくて相手の感覚になっているから「今、ここで自分の感覚を感じていない」ということになる。

これは、ストレス刺激の検査をしてみて実感したことだった。

ストレス刺激を与えてみても、まるで他人事のようにその瞬間、その場ではちっとも反応しない。ある人は、ストレス刺激で逆にストレスが下がって冷静になってしまう。

本来感じているはずの刺激にその場で反応できなくなる状態を〝解離〟としてみると面白いことが見えてくる。

極端な〝解離〟であれば、別人格に変身してしまうから、ホスト人格（ホスト人格＝中心となる人格）が感じてるストレスを感じないでいることができる、となる。要するに〝根底の恐怖〟を回避するために別人格に変身する訳だから、根底の恐怖に結びつくようなストレス刺激で変身して別人格にストレスを負わせてしまうから「私は何も感じていませ～ん！」となる。

トラウマの人は、別人格を作り出して〝解離〟するんじゃなくて、身近な人の気持ちになることで、相手になり代わり、自分の〝根底の恐怖〟を回避している。

いちいち別人格で変身して〝解離〟するんじゃなくて、相手の気持ちを考えた瞬間に相手に変身（相手が憑依）でき〝解離〟して〝根底にある恐怖〟を回避することができてしまう。

「あいつは何であんな酷いことを言うのだろう！」と怒った瞬間から、解離性同一性障害の人が別人格に変身するように、〝あいつ〟に変身することができ、自分の感覚を〝解離〟して〝根底にある恐怖〟から回避することができる。


でも、問題は、根底の恐怖は回避すれば増幅するし、解離すればその場のストレス刺激に対して適切に反応できないから、ストレスは処理されずにどんどん脳内に蓄積していく。蓄積したストレスは〝根底の恐怖〟をさらに増幅する。増幅した〝根底の恐怖〟はものすごく怖いので、ますます人のことを考えて〝恐怖を回避〟し続けなければならなくなり、常に人のことを考え続けてしまう、という悪循環になる。

常に人のことを考えているということは、常に〝解離〟していることになる。

ここで「解離、解離」って簡単に書いているけど、この解離ってものすごく大変な症状であることを普通の人は理解できない。

解離は「自分であって自分じゃない」という感覚。

解離して「自分であって自分じゃない」から何をやっても心から満足することができない。これは〝解離性同一性障害〟の人が別人格に変身している時にやったことを覚えていないし実感できない、というのと共通していて、他人に注目して解離することで、別人に変身するから「自分がやっているんじゃない！」となって、何をやっても他人事、のような感覚になってしまう。


この現象はストレス刺激検査でも観察することができる。

爆音を聞いて「あー！　ビックリした！」と一瞬思うのだが、その瞬間から〝解離〟を使った〝回避システム〟が起動してしまうので「別人始動！」となって、ストレスレベルの方は「何も感じてましぇ～ん！」という値を示す。

ストレスの数値から見ると、まさに〝他人事〟となっている。

ある人のストレスの値を見ると、それまで多少感じていたストレスがストレス刺激でストーンと下がって、まるで別人になったように冷めた状態になってしまう。

カウンセリングをしていて、難しいことを説明した時に、その人の目から生気が消える瞬間を見て「あ！　解離したな！」と感じることはしょっちゅうあるのだが、こうしてストレスレベルの数値をはかって見ると「やっぱり本当に解離していたんだ！」とわかる。そして、ストレス刺激の直後から数値が普通の人とは違ってしまうので「やっぱり自分の意志の力の問題じゃなかったんだ！」と理解できる。

この〝解離〟して〝根底の恐怖〟を回避するシステムを使っていた人が『「〇〇の恐怖」×7』を唱えていくと、最初は、唱えたら楽になる、ということが続くのだが、だんだん、不快なことが次から次へと湧いてきて、千本ノック状態（不快が湧いてきて唱えるを繰り返し続けなければならない状態）となる。

すると、だんだんと不快なことがあまり無くなってきて、唱える必要がなくなってきて、唱えることが面倒臭くなってしまう。この時、何にも意欲がわかなくなり、何をするにも「ちょっと面倒臭い〜！」という状態になる。

この「意欲が無い」というのがポイントになる。

『「〇〇の恐怖」×7』を唱えて、根底の恐怖からの過覚醒は収まっているのだけど、〝解離〟を使った〝回避システム〟はアクティベイトされたままなので「自分が自分である」という感覚がまだない。「意欲が無くて何もする気がない」と言いながらも、常に他者に注目を向けていて、他者の感覚で解離し続けることをしている。

「自分の感覚がない」から「意欲がわかない」のは当然である。

そこで頭の中に誰かが浮かんだら〝解離〟の前兆なので『「○○の恐怖」×7』を唱えてしまう。

それをやって見ると、最初のうちは、常に『「○○の恐怖」×7』を唱え続けなければならない状態になる。なぜなら常に人のことを考えているから。

やがて、だんだんと他人が浮かんでくる回数が少なくなってくる。

すると「あれ？　人のことを考えないで動いているかも？」といつの間にか考えないで外出していて、美味しそうなレストランで美味しいものをにこやかに注文している自分がいる。

それまで「考えて行動することが自分の行動」と信じていたのが違っていたことに気がついたときのプチショック！　〝解離〟から抜け出すと、考えずに自然と自分の心地いいように行動してしまう。

「え！　普通の人ってこんなに何も考えないで行動しているんだ！」とビックリ。

考える前に身体が動くようになっていて、悩む前に美味しいものをオーダーしている。

そして、何も考えないで、目の前にある食事を味わって食べて「本当に美味しい！」と実感した時に、涙があふれてくるような感覚になる。

「今、この時」を感じられるこの喜びよ！

先のことも後のことも全く考える必要がなく、今、この瞬間の喜びがまるで止まっているように感じられて全身に染み渡っていく。

過剰反応タイプ

「ファー！」と爆音を聞いてもらって直後にストレスレベルを測ってみた時、安静時からちょっと上がったぐらいになっていたのが15分にドカーン！　とストレスレベルが上がってそれから下がらなくなってくるタイプを、過剰反応タイプと呼んでいる。

過剰反応タイプは、ストレス刺激の直後に反応できないのだが、15分後からストレスレベルが徐々に上がって怒りが湧いてきて、40分後にはさらにストレスが上がってそこから下がらなくなってしまう。

誰かに嫌なことを言われた瞬間は「はあ？」とちょっとだけ「ムッ！」とする。

でも、「何でこんなに失礼なことを言われなければいけないんだ！」と怒りが徐々に湧いてきて、頭の中が怒りで充ち満ちてしまい、止まらなくなってしまう。

自分では「しつこい奴」とか「ねちっこい奴」と思っているのだが、一度「不快！」と思ったらそれが止まらなくなり、その不快感に過去のその人の言動も結びついてしまって「あの時もこう言った！」、「この時もあんなことをした！」などとストレスがどんどん雪だるま式に膨らんでいき、殺意に近いレベルまで上がってしまう。

このタイプのストレスレベルの反応の仕方を見ると、ネグレクトの研究実験で使われたラットが浮かんでくる。出産直後に一時母親から離されネグレクト状態にされてしまったラットは、脳内にある緊張のサーモスタットが壊れてしまう（サーモスタット＝値が高くなるとスイッチが切れて値を自動的に下げてくれる自動スイッチ）。

普通のラットは、ストレス刺激を受けてある一定の緊張レベルになったら、脳のサーモスタットの機能が働いて緊張のホルモンを分泌するのが止まり緊張が下がるのだが、ネグレクトのラットは止まらない。

昔、歌で「走り出したら、止まらないぜ〜！　俺たち土曜の天使さ〜！」というのがあったが、今、あの歌詞を考えれば「あ！　ネグレクトで脳の緊張のサーモスタットが壊れちゃってて止まれないのね！」となる。

「止められない、止まらない」というのもそれなのかもしれない、と考えると興味深くなってくる。

でも、本人たちは、この症状でかなり苦しんでいる。だって、一度考えだしたら止まらなくなって、どんどん苦痛が増してしまうのだから。

ネグレクトのラットの実験では「一度、壊れたサーモスタットは治りません！」と研究者は言っている。だったら、一度ストレス刺激を受けてしまったら過剰反応をしてしまうの人の脳も変わらない、と言うことになる。

でも、本当に変わらないの？

ネグレクトの実験に使われたラットと人間の違いがある。ストレス刺激を受けて自動的に回避システムが起動してしまったら、人間は『「〇〇の恐怖」×7』を唱えて〝根底の恐怖〟に浸って、脳の恒常性のシステムを使って〝恐怖〟を凪にすることができる。

これを繰り返すことで、ネグレクトやトラウマで固着していた〝恐怖〟で過覚醒が起きていた脳が静まる。固着していた〝恐怖〟からの過覚醒が静まれば、普段の生活の中でのストレス刺激に対しても的確に反応することができて、その上がったストレスは時間の経過とともに元に戻るようになっていく。

これまで憧れていた〝普通の人〟のように、その場で怒っても、ちょっと時間が経過したらすぐに笑顔になれている自分がそこにいる。そして、一人になっても嫌なことがグルグル頭を巡ることがなくなり、人の中にいても人に気を使わないで自分の事だけに集中することができているときに「脳は変わるのかも？」とフッと思う。

いつかラットも『「○○の恐怖」×7』が唱えられたらいいな。そうなれば、脳科学の研究者の常識も変わるのに、とアホなことを考えたりする。

人への怒りが湧いてきたら『「○○の恐怖」×7』を唱えて脳を凪にしていく。すると「止まらない」と思っていた怒りがなくなって、脳が凪になる。それを繰り返していくと、だんだん自分の感覚が感じられるようになる。相手の気持ちを考えそうになったら『「○○の恐怖」×7』を唱えることで、それまでの息苦しかったあの感覚が消えていき、やがて、自由に呼吸ができるようになる。

そう「はじめに言葉があった」。

第7章

2種類の解離のタイプ

〝解離〟の瞬間

虐待されている子どもは、親から殴られている時に、自分自身の意識を切り離して、遠くから殴られている自分を見ている感覚になる。その時に、いくら殴られていても痛みを感じなくなる。これが典型的な虐待による〝解離〟である。

〝解離〟した、その瞬間に自分が自分じゃなくなり、感覚がなくなる。殴られて涙は流しているけど、その涙を自分が流している感覚がない。

普通の人は、この話を聞くと「かわいそう〜！」と言うのだが、心の中では「痛みを感じなくなるんだから便利かも」とつぶやいてしまったりする。

普通の人は〝解離〟の恐ろしさを知らない。

〝解離〟してしまうと、自分の感覚が失われてしまう。

極端な話、何をしても自分の感覚がないので満足することができない。買い物をしたって、食事をしながら友達と楽しそうに話をしていても「美味しい〜！」と言いながら、その食べ物を全く味わっていない自分がいる。

「楽しい〜！」と言っても、自分の目がうまく笑えていないことに気がついている自分がそこにいる。買い物をしたって満足できず、買ったそばから次のものを物色してしまう自分がそこにいる。

満足が無いから、友達と会食をした後でも、部屋に帰ってからスナック菓子を食べるのが止められなくなる。

「みんなと一緒にいて楽しい！」と言ったのに、帰ってから虚しくなり妄想に耽るのが止められなくなる。

欲しいと思っていたものを悩みに悩んで「やっと自分のためにバックを買えた！」と喜んでいても、直後に「無駄遣いをした」という後悔に襲われて、せっかく買ったものを見ないようにタンスの奥にしまってしまう。

喜び、楽しみなどが全て解離してしまっていて、ほとんど人前で演じているだけ。

そして「～をやりたい！」と言ってやっているものは、ほとんど周りの人に影響されて言っているだけで、自分の意欲がほとんど感じられない。「何をやりたい」というオリジナルの意欲は自分からは出てこないのが〝解離〟している人になる。

だから「何のために生きているのかわからなくなる」というのが〝解離〟している人の特徴である。すべて、周りの人に影響されて、周りの人のために自分の役割を演じてあげているだけで、自分が本当の意味で楽しむことができない。

何で自分の感覚が解離してしまったの？　と原因を探った時に「親から虐待されて殴られた瞬間に解離した」というのはわかりやすい解離であるが、ネグレクトや情緒的ネグレクトの人たちは「自分があの時に解離してしまった」という記憶が無い。

だから、このタイプの人たちは「自分が普段の生活で解離している」という自覚が全く無い。

そして、自分の過干渉の親を見ていると「この人が自分の幼少期に情緒的ネグレクトをしたなんて信じられない！」となるので、余計に自分自身の〝解離〟を認めることができなくなる。


でも、このネグレクトの人たちがストレス刺激検査の結果を見てみると「あ〜あ！　ストレス刺激にちゃんと反応できてないじゃん！」となる。

ネグレクトの記憶は無いのだが、明らかに〝解離〟している検査結果。

そして、その結果は、普通の人とは違うコミュニケーションのパターンを物語っている。


このストレス刺激にちゃんと反応できないネグレクトの人が、普通の人の輪に入っていくと、会話でみんなについていけない。自分から話題を振ることができないし、みんなと同じように話題を盛り上げることができない。笑顔で話していても、どこか冷めていて、みんなと一体になることができない。その場では、ヘラヘラとみんなの話にあわせて笑っていたが、家に帰ってから、どんどん嫌な気持ちがわいてくる。後になって「自分はみんなから馬鹿にされていた！」と怒りでいっぱいになり、それが頭の中でグルグルして眠れなくなる。

そして、朝になればものすごく嫌な気持ちなって絶望的な気分になっている。

本当のトラウマは記憶から抜けてしまって整理されないので、引き出すことができない。
だから、〝解離〟した瞬間の記憶なんて思い出すことができない。

大切なのは、ネグレクトがあったか、トラウマが何だか、ということを探求するよりも、今、ここにある解離と向き合うこと。

後になって怒りが湧いてきた時に「やっぱ、自分って解離しているよね！」と認めてしまうと結構楽しくなってくる。

人の気持ちを考えたり、人のことを心配したら『「〇〇の恐怖」×7』を唱えるだけでいいから。

「あ～あ！　明日、会社の会議に出席するのが面倒臭いな～！」と思った瞬間、この〝面倒臭い〟の中に人の気持ちが沢山含まれていて解離のきっかけが隠れている。

「自分が会議に出席しなかったら上司がどう思うだろう？」と上司の気持ちを既に考えている。
「会議が面倒くさい」のは「自分はみんなから使えない奴と思われている」と思っているから。
みんなの評価を想像してしまっているのも、人の気持ちを勝手に考えてしまっていることになる

（掘り下げていくと結構深い！）。

「嫌だな〜！」とか「面倒臭いな〜！」とか「億劫だな〜！」という時には、誰かの気持ちを勝手に想像して〝解離〟してしまっている可能性がある。誰かからの評価を気にして、もしくは、誰かの感情を勝手に想像してそれを恐れて、という気持が働いている。

そんな時は『「〇〇の恐怖」×7』を唱えて、誰かの気持ちになることを止めてしまう。

殴られている虐待児が、自分を切り離して外から殴られている自分を見ているように、ネグレクト児は、相手の気持ちになって、自分から自分を切り離して外から恐怖に怯えている自分を見ている。「怖い！　怖い！」と言いながら、どこかホラー映画を見ているような感覚。

『「〇〇の恐怖」×7』を唱えて、脳を凪にして他人の感覚から自分に戻ってくると、自分の色んな感覚が感じられるようになる。

自分の感覚が感じられるようになると、考えて動くことが無くなってくる。

考えて動いていないのに「楽しい！」とか「嬉しい！」が新鮮に感じられる。

「今、この時、私が感じている感覚」を感じる時に、世界が違って見えてくる。

相手の気持ちを考えて解離する仕組み

虐待児が虐待を受けているときに自分を解離させて、外から自分を見ているようになり、被害を受けている自分の感覚を感じないようにする、というのはものすごいことだと思う。

それと同等のテクニックとして「相手の気持ちを想像して、自分の立場を相手に置き換えることで自分の〝恐怖〟の感覚を感じないようにする」というのもすごい。

すごいテクニックを使っているけど、これをやっている人は「今！　自分は相手の気持ちを考えて解離するテクニックを使っています！」という自覚は無い。

ところで「相手の気持ちを考えて、自分を相手の立場に置き換えて自分の感覚を感じないようにする」ってどういうこと？

例えば、会社で「上司のことがむかつく！」となっている時。

単純に考えれば、上司に怒っているトラウマの人は、トラウマによって固着してしまった〝死の恐怖〟を、上司に怒ることで回避している、となる。

怒れば〝恐怖〟を感じなくて済む。だから、小さい犬は大きい犬によく吠える。トラウマの人は恐怖を回避するために上司に怒っている、と考える。

でも、トラウマの人が、上司＝ストレス刺激に〝怒り〟、その場でストレスが発散されるんだったら、問題はない。その場でストレス刺激に適切に反応すればフットワークよく行動できて、ストレスをうまく発散すれば脳内にストレスは蓄積されない。

でも、トラウマの人は上司に怒っていても、上司＝ストレス刺激に適切に反応することができず、ストレスはどんどん脳内に蓄積して動けなくなる。やる気がどんどんなくなり能力もどんどん下がっていく。

トラウマの人の中で何が起きているのだろう？

情緒的にネグレクトされたトラウマの人は「私は相手のちょっとした仕草で相手の気持ちがわかる」とか「私は相手の顔色を見て生きてきた」という言い方をする。その意味は「相手の感情が手に取るようにわかる」である。

だから、トラウマの人は相手がちょっと顔を背けただけで「あ！　私のことを嫌っているな！」などとわかってしまう。相手がちょっと視線をそらせただけで「あ！　私の話が退屈だと思っている」とすぐに察知できてしまう。

実は、この現象は、虐待されている子どもが解離して、殴られている自分の姿を幽体離脱したように部屋の隅から眺めているのとほぼ同じ現象である。

情緒的にネグレクトされている子どもは、〝死の恐怖〟を感じて解離して部屋の隅に行くのではなくて、母親と同一化して母親の気持ちになり切ってしまう。自分自身を自分から切り離して母親に憑依して母親の気持ちになった時に「見捨てられて死ぬ恐怖」からは回避できるが、母親と同一化して母親の気持ちになるので母親が内側に秘めていた「何であんな馬鹿な亭主の子どもの面倒を見なければならないの！」という怒りにさらされる。

解離して部屋の隅にいけばいいのに母親と同一化してしまうから母親の気持ちになってしまい、馬鹿な夫の子ども＝馬鹿な自分、となり、ここからトラウマの子の「自己嫌悪感」という感覚が生まれる。

ストレス刺激で〝死の恐怖〟を回避するシステムが働くので、〝解離〟してストレッサー（ストレスを与える人のこと）である相手の感覚に憑依してしまう。そして、その相手の気持ちになり絶望し、相手から見た歪んだ自分の醜い姿を見て絶望する。

情緒的にネグレクトされた子どもが、自分を苦しめるストレッサーである母親のことを「かわいそう、何とか救ってあげなければ」と思ってしまうのは、解離して母親と一体化してしまっているから。

そう考えると恐ろしいことがわかってくる。

あの上司に怒りを感じてしまうというのは、あのアホで惨めな上司と一体化してアホの上司の理解の無さが実感できるから。そして、その上司の理解の無さ、無知さが上司を破滅に追い込んでしまうという危機感から「何とか救わなければ」と必死になっているけれど相手はちっとも動かない。このまま行ったら破滅してしまう、でも、相手は自分の思うようにちっとも変わろうとしない。だから上司に対して「ウッキ〜！」と怒りが爆発する。

解離のメカニズムを船に例えて見ると、自分という安全な船があるのだけど、ストレス刺激で、瞬間的に相手の船に転送されてしまう。相手の船は泥舟でどんどん崩壊して沈んでいくにも関わらず、船員たちは全くその危機感がない。「なんでちゃんと動かないの！　ウッキ〜！」と怒るのは、何とかしてこの泥舟を沈まないようにしなければ、と必死になっているから。

でも「この船は沈む！」と思っているのは、根底にある恐怖を回避して恐怖が増幅してしまったから〝死の恐怖〟がその幻想を作り出してしまっているだけなのだ。

相手の気持ちは手に取るようにわかるがその逆に動いてしまう

トラウマの人は、人と接触をしてストレス刺激を受けるとすぐに〝解離〟して、ストレッサー（ストレスを与える人）に憑依してしまう。

憑依という言葉は、適切じゃないかもしれないが、トラウマの人は自分から意識を切り離して相手の立場になって、相手から見た自分が見えてしまう。だから、トラウマの人は、相手が自分の事をどのように思っているのかが手に取るようにわかる。

普通の人がこれを聞いたら「相手がどのように思っているかがわかっているのだったら、相手に気に入られるように動けるじゃない！」と思う。

でも、実際は、相手から見られている自分は解離してしまっている。

解離してしまっているので、自分の思うように動けなくなり、相手の思うように行動させられてしまう。

まるで、マリオネットのように（マリオネット＝糸で動かすあやつり人形のこと）。

例えば、上司から叱られたとする。

トラウマの人は、その瞬間に解離して上司に憑依し、上司の気持ちが手に取るようにわかってしまう。

「こいつ、本当に使えないな！」という気持ちがリアルに感じられる。

すると、解離した自分は上司に対してふてくされたような態度を取ってしまう。

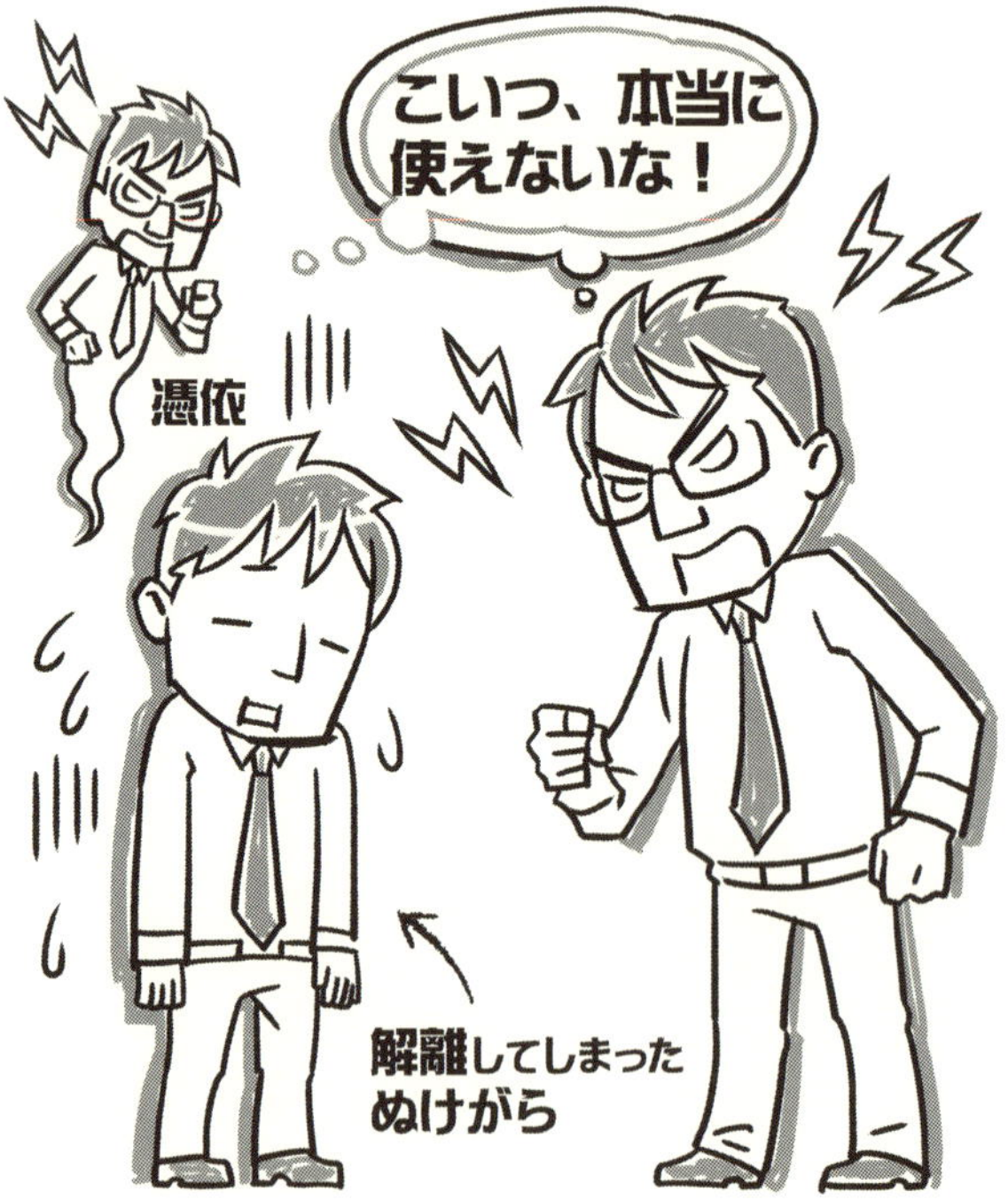
こいつ、本当に
使えないな！
憑依
解離してしまった
ぬけがら

ストレス刺激で解離すると、相手の気持が憑依してしまい、相手が考えている通りの行動をしてしまう。

そんな態度を取ったら、ますます上司から「こいつ使えねえな！　会社に来なければいいのに！」と思われるのはわかっているのだが、自分のコントロールが利かない。なぜなら、解離してしまっているから、自分の魂はそこに無くて、上司の中にいて、上司が思うようにダメな動きをしてしまう。

ある男性は、女性から冷たい目で見られてしまう。

そのストレス刺激で男性は女性の感覚に憑依して女性の思っていることが手に取るようにわかってしまう。

「この人、気持ち悪い！」と思われている、とリアルに感じられると、次の瞬間、女性に対して下品な冗談を言ってしまい、ますます女性から嫌な顔をされて、そのストレス刺激でますます解離して、女性の思うままに動いてしまう。次から次へと相手から嫌われるような下品な行動をとってしまい、相手から嫌われていくのがわかっているのに止められない。

ストレス刺激で〝解離〟した瞬間から、相手に憑依して相手の気持ちがわかるのだが、その期待通りに動いてしまい、自分で自分のコントロールができなくなってしまう。

ある女性は、他の人から「痩せ過ぎじゃない！」と見られたその瞬間の嫉妬のような目つきがストレス刺激となり解離する。

すると、相手の本音が手に取るようにわかってしまう。

相手は「うらやましいなー、そんなに痩せてて」と口では言っているのだが、相手に憑依しているので本音は「嫌だ！　みっともない姿で！」と思われているのが伝わってくる。すると、その「みっともない！」という相手からのストレス刺激でますます解離して食欲を無くしてしまう。解離しているからストレスレベルがどんどん下がっていき、意欲が低下して食べるのが面倒臭くなって食べなくなってしまう。

解離して相手の感覚に憑依しているから、相手が「痩せててガリガリで気持ち悪い！」と思われているのはリアルに感じられているのだが、その逆の「もっと痩せてきれいにならなければ！」となってしまう。

たまにネグレクトされたトラウマの人が、相手の思っている通りに行動してしまうタイプも観察することができるのだが、多くのケースでは「相手が思っていることの逆をやってしまう」になる。

このようになってしまう仮説は沢山あるが、その中の1つは、ネグレクトされて〝死の恐怖〟を感じた所にポイントがあると考える。母親は産後「馬鹿な夫」に怒って、その夫の姿を乳幼児の中に見てしまい、一時的に「温かく抱きしめられない」という状態が続いてしまう。この時に、子どもは〝死の恐怖〟を感じる。この時に〝死の恐怖〟を回避するために、〝解離〟して母親の気持ちになるということをしてしまう。

怒りで執着させてネグレクトを回避する癖

アホな夫や姑のせいで母親は〝解離〟してしまい、温かく子どもを抱きしめることができなくなる。ネグレクトの実験で使われたラットの場合、生まれてすぐに母親から引き離されてしばらくすると、過覚醒の脳になって集団の中に馴染めなくなる。人間の場合、母親から引き離さなくても、情緒的な温かさが無ければ、親から引き離されたラットと同じような脳を作ることが可能だと考えられる。

詳細は忘れてしまったのだが、大学時代の心理学の教科書に、アメリカのスクールバスで子どもが突然原因不明で死んでしまったという話が載っていた。よくよく調べて見ると子どもは親から生活面での世話はちゃんとされていたが、そこに温かさは無く、優しく子どもを抱きしめることもなかった。そして学校では他の生徒から無視をされ、誰からも相手にされていなかった。教員もその子に注意を向けることをしなかった。すると、その子どもはある日突然、スクールバスの中で死んでしまった。

この事件から親から引き離されたラットが〝死の恐怖〟で過覚醒になるように、人間の場合、母親の情緒的な温かさがなければラットと同様に〝死の恐怖〟で脳が過覚醒になってしまうと考えられる。

産後に夫の問題や姑の問題で精神的な余裕をなくした親は、表面的には子どもの世話をするが、そこには感情的な親密感は伴わなくなってしまう。子どもは、そんな状況で〝死の恐怖〟を感じて泣き叫ぶ。泣けば泣くほど母親の子どもに対しての嫌悪感が増す。だから、いくら求めても情緒的な親密感が感じられずにやがて〝死の恐怖〟がピークになり、解離して外から自分を眺めるか、母親に憑依して母親の目線で自分の姿を観察するようになってしまう。

だらしなく泣き叫び続ける子を見て母親は、その姿を夫に重ねて「私の気持ちをちっとも汲み取ってくれない自分勝手な子ども」と決めつけて見ているのが、母親と一体になっている私にはリアルに感じられる。

私は、〝死の恐怖〟から回避するために〝解離〟して、母親の気持ちになって、外から自分の姿を見ている。〝解離〟して外から自分の姿を見ているので自分自身のコントロールが全く利かない。

この状態はストレス刺激検査でも確認することができる。ストレス刺激で普通の人だったら上がるはずのストレスレベルが下がってしまうので、自分の思うように身体を動かすことができなくなる。何も考えることができなくなり、全てがどうでもよく思えてきてしまう。

〝解離〟してコントロールが利かなくて、泣き続ける自分を母親の視線で見ていると、ますます母親の気持ちが手に取るようにわかる。「この子は私を苦しめるために泣いている」と思っている。姑から虐められている私を見て、私のことを馬鹿にしている、と母親が思っているのが伝わってくる。母親は馬鹿にされている悔しさからヒステリックに泣いている私を怒鳴りつける。でも、私は〝解離〟しているので自分のコントロールが利かないから泣き続けて母親を苦しめてしまう。

自分では母親のことを苦しめたくないのに、〝解離〟して、母親に憑依して母親の気持ちを感じれば感じるほど、母親が嫌がる行動をとってしまって母親を悲しませている自分がいる。

夫や姑の問題に注目している母親からネグレクトされ、母親に憑依して母親の気持ちを感じ取った時に、ネグレクトされるよりも、母親の執着の対象である父親や祖母と同じような行動をとることで、母親を怒らせて自分に注目を向ける癖がついてしまったとも考えられる。

でも、それよりも、〝死の恐怖〟で解離して母親に憑依したときに、そこにある母親の苦しみを感じとり、母の根底の恐怖を回避する怒りのスケープゴート（生け贄）を演じることで、母親の執着の対象となりネグレクト状態を回避していたと考えられる。

だから、相手に憑依して相手の気持ちをまるで自分の事のように感じ取ることができるのだが、行動するときは自分がしたいこととは逆を演じてしまう。

ストレス刺激で解離するとは？

情緒的にネグレクト（ネグレクトは育児放棄だけど、情緒的なネグレクトは、世話はされているけど優しさ、温かさが伴っていない）された人たちは、ネグレクトの〝死の恐怖〟から回避するために、人と接触すると〝解離〟してしまう。

〝解離〟とは自分であって自分じゃない感覚。自分で自分のコントロールが利かなくなってしまう。

ストレス刺激検査をしてみると、情緒的にネグレクトされた人たちはストレス刺激で〝解離〟してストレスレベルが下がってしまうか、あるいは全く反応しないかのどちらか。ネグレクトされた人たちは、ストレス刺激で「あー！　びっくりした！」と思っているのだが、身体が全くストレスに反応していない。解離しているのでストレス刺激で身体的に「自分であって自分じゃない」感覚になってしまっている。

「そんな音の刺激に対して反応しないからって何が問題なの？」と大したことがないように思えるかもしれない。

でも、これがすごく重要なこと。

例えば、会社の同僚と一緒に食事をしている。

ワイワイ食事をしているときのストレスレベルは、レベル1が全くストレスがなくてレベル200がマックスのストレスだとすると、みんなのストレスレベルは20ぐらいである。

すると、ある同僚が「あの部長ってムカつくよな！　仕事もできないくせに偉そうにしやがって！」と話をする。すると、みんな、ストレス刺激である部長の話題でストレスレベルは70までアップする。そんな時にトラウマの人のストレスレベルは解離をしているので1になる。ストレスレベルが1だと「緊張していない」という判断になるのかもしれないが「意欲が無い」とか「面倒臭い」とかふてくされた状態に近い感じになる。頭が全く働かない状態で、みんなの話題にあわせることができない。

トラウマの人だけしらけた態度になってしまうので、みんなから「お前は部長のことをどう思うんだよ！」と聞かれると「別に！」とふてくされた答え方になってしまう。

トラウマの人の発言で場の空気がしらけてしまう。

ストレス刺激で〝解離〟してしまうトラウマの人は、自分を見ている同僚の目で自分の事が見えてしまう。

「こいつ、いつも偉そうにしやがって！」と思っているのが伝わってくる。トラウマの人はそのつもりは全く無いのだが、そう思っていることが手に取るようわかってしまえばしまうほど、頭が真っ白になって、自分の思うように動くことができない。

するとますます解離して相手の気持ちになってしまうから「こいつ、ウザイ！」と思われているのが伝わってくる。そう思われているのがわかっているのだが、だんだん面倒臭くなって眠くなってしまう（眠くなるのがストレスレベル1の状態だから）。

そして、同僚と嫌な空気のまま別れて、家に帰る途中で、だんだんとストレスレベルが上がってくる。

「何であいつは人を馬鹿にしたような態度を取るんだ！」と怒りが湧いてくる。ストレスレベル80である。そして「みんなの前で恥をかかされた！」とどんどんストレスレベルが上がってしまうのは、ストレス刺激である〝部長の話題〟にその場で反応できずに、後からストレスレベルが上がってくるから。

部長の話題はとっくに終ってしまっているので、そのストレスが同僚に向かってしまい、上がったストレスでどんどん被害妄想的に考えが飛んでしまう。

「あいつらは私を陥れようとしている」とか「みんなで私のことをつまはじきにしようとしている」などの考えが夜中に浮かんでくる（後からどんどんストレスレベルが上がってくるから）。そして「悔しくて眠れない〜！」となって、ますますストレス刺激に対する反応がみんなと違ってきてしまう。

そこで、トラウマやネグレクトの人が「部長がね！」と話を聞いて、部長の姿が浮かんだ瞬間に

『「○○の恐怖」×7』を唱えてみる。

そして、同僚を見て「自分を馬鹿にしている！」と思いそうになったら『「○○の恐怖」×7』と唱える。

帰りの電車のなかで同僚たちの視線が思い出されそうになったら『「○○の恐怖」×7』を唱えて、考えに浸る前に打ち消していく。


すると、だんだん、ストレス刺激で解離しなくなっていくが、自分では「あ！　解離していない！」なんて自覚は持てない。でも同僚が「部長がよ！」と話をした時に、何も考えずに「キャハハハ〜！」とみんなと一緒に笑っている自分がいる。

何も考えずにみんなと一緒に笑ったときの心地よさ。


「あ〜！　これなんだな〜！」


みんなと別れるときの名残惜しさと、心地よい疲れを感じながら電車に乗るあの感覚。

「ガタンゴトン」という電車の音が心地よい眠りへと誘っていく。

家に帰ってから、フッと「部長のことを悪く言って恨まれないかな？」と考えそうになったら『「○○の恐怖」×7』を唱える。何だか時間がゆっくり過ぎていく。

なんだ、今日はたっぷり寝る時間があるじゃない！

心地よい眠りの中、人が浮かんだら『「〇〇の恐怖」×7』を夢の中で唱えている自分がいた。

この解離しない世界がものすごく心地がいいから……。

解離している自覚はない

トラウマの人、情緒的にネグレクトされた人は、基本的にずっと〝解離〟しているので「あ！　今、自分は解離した！」という自覚が無い。

自分では「ストレス刺激に対して冷静に対応できている」と思っている。

でも、その〝冷静に〟が〝解離〟している状態だったりする。


例えば、ある子どもが怪我をしてしまって、怪我が治るまで自転車に乗ることができなくなってしまった。

親だったら「子どもがかわいそう」と思うのは当然、という話になる。

トラウマの人は「子どもの怪我」で〝解離〟して、冷静に淡々と子どもの世話をする。

でも、この時、解離しているので子どもに憑依してしまっていて、子どもからの目線でしか物を見られなくなっているのだが、本人は〝解離〟しているのでそんな状態になっていることも気付かない。

解離して子どもの視線になってしまった親は、頼まれてもいないのに子どもを友達の所に車で連れて行く。

なぜなら、自転車に乗れなくなって不便だから。ストレス刺激で解離して子どもに憑依してしまうので、子どもの気持ちが手に取るようにわかってしまう。

そして、子どもが怪我をして不自由な思いをしているのに、ちっとも心配をしていない夫に対して腹が立ってくる。子どもが大変な思いをしているのだから、もっと気を使えばいいのに気を使わないデリカシーのかけらも無い夫に嫌気がさす。

解離しているので、夫の気持ちも手に取るようにわかってしまう。

「私が子どものことを心配しているから、夫は子どもに嫉妬して冷たい態度になっている」と。

そんな子どもっぽい夫にますます愛想を尽かしてしまう。

そして、愛想を尽かしているのが伝わってしまうので、夫はますますふてくされて、子どもに対して冷たい態度を取る。そんな夫の気持ちが手に取るようにわかるのだが、気持ち悪くて関わるのも嫌になってしまう。

気がついてみたら子どもの怪我がいつまでも治らない（その理由は深い）。

他の病院で診てもらっても、なかなか怪我が治らない理由がわからない。

するとだんだん、当たり前のように車で送ってもらうことを求めている子どもに腹が立ってくる。

解離して子どもに憑依しているので「世話をしてもらって当然」と思っているのが手に取るようにわかる。

つい、子どもに「何であんたはいつまでも甘えているの！」と怒鳴りつけてしまう。

怒鳴りつけた後に「子どもを傷つけてしまったかも？」という罪悪感が湧いてくる。

そして、子どもの調子はどんどん悪くなり、やがて学校にも行けなくなる。

すると、夫が「お前の育て方が悪いからだ！」と責めているのがわかり、姑と一緒に自分の悪口を言っているのが聞こえてくる。

「普通の母親がするような心配をして母親として当然のことをしているだけ」という話になるのだが〝解離〟して相手に憑依することでどんどん不幸な展開が起こってしまう。

「普通の母親がするような心配」と本人は思っているのだが、でも、この〝普通〟は〝トラウマの人の基準〟の普通ですから。

この現象は「子どもに対して過干渉だからこうなった！」という単純な話ではない。

「夫や周囲に感謝しないからこのような結果になった」なんてことを言っても実際は何も変わら

ない。

ストレス刺激で解離して相手の感覚に憑依してしまうのは、トラウマやネグレクトを受けた時からの回避システムである。その回避システムが自分の一部になっているから、まばたきを自然にするように、自然に解離してしまう。だから、自分の意識でコントロールすることができない。

解離して生きてる感覚が感じられなくなると

怪我をした子どもを甲斐甲斐しく世話をする母親のことを考えてみると「子どもの身になって一生懸命に考えているんだから、それが親の愛なのでは？」となる。

でも、ここでの問題は〝解離〟である。

虐待されている子どもが、殴られている痛みを感じている身体から幽体離脱して、外から自分の事を眺めることで「痛みを感じない！」となる（幽体離脱って言葉は〝解離〟の症状に対しては適切じゃないけどイメージしやすいからあえて使っている）。一見、便利なシステムに思えるのだが、

〝解離〟して「自分が自分じゃなくなる」ため何をしても満足が得られなくなり、やがて生きている実感すら失われていく。生きている感覚がないので、自分自身を傷つけ痛みを感じて、その刺激から実感を得ようとする。だから、解離している人がリストカットをしたり、借金を重ねたり、自分を傷つけるような異性と付き合うことを止められなくなったりする。また、自分を傷つける為に薬物、アルコール、ギャンブルなどに依存してしまうケースもある。

情緒的にネグレクトされた人の場合、明らかな虐待の記憶は無いけど、情緒的ネグレクトの瞬間に感じた〝死の恐怖〟で解離して、母親に憑依して母親の気持ちになり、母親の目から物事を見ることにより、ネグレクトの〝死の恐怖〟から回避することができてしまう。

そのネグレクトされた人が親になった時、ちょっとしたストレス刺激で〝解離〟して身近な人に憑依することで、脳に固着しているネグレクト時の〝死の恐怖〟から回避してしまう。〝死の恐怖〟から回避すればするほど恐怖は増幅するから、ますます回避しなければならなくなり、ますます憑依が酷くなる。

母親に憑依された子どもは、自分の感覚が奪われてしまう（これはあくまでも仮説）。

虐待された子どもは、幽体離脱のように外から自分を見ることで、痛みを感じなくなるけど生きている感覚が無くなるから、苦痛でしか生きている感覚が得られない。その感覚が母親に憑依された子どもに起こったりする（憑依って言うのも適切な言葉ではないけどイメージしやすいから）。

共依存の例で有名な話では、母親が「あなた、喉が渇いているんじゃない？」と子どもに水を与えていたら、やがて、母親が水を与えなくなったら子どもは喉が渇いている感覚がわからず脱水症状で死んでしまった、というケースがあった。母親が解離していたか、子どもが苦痛を求めていたかどうかはわからないが、母親が子どもの感覚を奪ってしまうことで子どもは自分の感覚を失い、そして亡くなっていった。


アルコール依存症のケースでは、幼少期に情緒的にネグレクトされた妻が、夫に憑依して「あんた、それぐらいで飲むのを止めたほうが良いんじゃない？」と夫の気持ちになり切って酒を止めさせようとする。すると、夫は妻に憑依され、自分の感覚が奪われてしまって、酒を飲む量がコントロールできなくなる。妻に憑依されて感覚を奪われているので、いくら飲んでも満足することができない。吐血してのたうち回った時に初めて「生きている〜！」と感じられたりする（アルコールの症例は沢山見ているのでここはリアルである）。妻が憑依すれば夫の生きている感覚は奪われるため、夫は苦痛でしか生きている実感が得られなくなる。だから、どんどん人から嫌われることをやったり（社会的苦痛）、仕事を休んで給料が減額されるようなことをしてしまう（経済的苦痛）。

これまでは、「相手のお世話をしていたら、相手の感覚を奪っちゃって、相手の問題行動は増幅してしまう」というのはイネイブリング（イネイブリングとは、アルコール問題では「飲酒を助けたり、飲酒へと導く対応をしてしまうこと」で、不登校だったら「不登校へと導く対応をしてしまう」こと）をしてしまう妻や母親に対する物語として語られていた。語る治療者も「相手から心配されて感覚が奪われることなんかあるのか？」と半信半疑で伝えていた所があった。

でも、ストレス刺激検査で検査してみると「え！　本当なんだ！」とビックリする（まだ、パイロットスタディーの段階で更なる検証が必要）。

ストレス刺激で母親のストレスレベルが上がったら、子どものストレスレベルが下がってしまう。違うケースでは、母親と同じ割合で子どものストレスレベルが動いてしまう（兄弟間も調べてみたが、共依存になっていない兄弟間のパターンの相似は見られなかったが、共依存の夫婦では同じ現象が見られた）。

ここで、「え！　私が子どもの感覚を奪っているの？」と、子どもの将来のことが心配になった瞬間から〝解離〟して子どもに憑依してしまう。

問題は、子どもよりも自分自身である。

身体的に虐待されて解離してしまうと、自分の感覚が感じられなくなり、苦痛で生きている感覚を求めてしまうというケースがあった。それと同様に、解離して相手に憑依しても、自分の感覚は「相手」が中心になるから感じられなくなる。だから、自然と苦痛を求めてしまう。

だから、人間関係で苦痛を求めてしまう。

常に、人間関係で苦痛を感じるようなストーリー展開が繰り広げられていく。

人が頭に浮かぶたびに、解離して相手の感覚に憑依しているから『「〇〇の恐怖」×7』を唱えてみる。

唱えてみて、人がどうでも良くなってくる。すると苦痛の現実が変わってくる。

それはちょっぴり寂しい感じ。

でも、その寂しさが不思議と、とても心地よい。

2つの解離のタイプ

別に「〝解離〟していることが間違っている！」とか「解離している生き方は問題だ！」と言っている訳ではない。

トラウマの人にしたら、その生き方しかしてこなかった訳だから、それを否定されてしまったら、自分を全否定されてしまう感覚になる。むしろ〝解離〟してきたおかげであの苦痛を直に感じることなくここまで生き延びることができたのかもしれない、と〝解離〟に感謝するべきなのだろう。

今、ここで見てみたいのは「トラウマの人が解離から抜け出すことができるのか？」ということである。

今これを書いていて「もしかしたら、〝解離〟を活かした生き方を書いた方がいいのかも？」とフッと思ったのだが、頭の中で大ブーイングが鳴り響いたので、やっぱりトラウマの人が求めているのは〝解離〟の世界から抜け出す方法なんだ、と改めて認識した。

そりゃ、そうですよね！

いや〜！　だって「『○○の恐怖×7』を唱えるのが疲れた！」と言う声が聞こえるので、そろそろ、妥協して解離を有効に活かして生きる方法を書いた方がいいのかな？　なんて思った。

でも、ここまで書いてきて、これまで苦しんで生きてきたトラウマの人は自由を求めることをあきらめないことを改めて実感した。

ストレス刺激検査をやっていると、解離には2種類あることに気がついた。

1つ目の解離は、安静時でも人前では解離していて「常に誰かを演じている」という状態。常に解離して、周囲の人に憑依して「他人の目から見た自分」「他人の耳から聞いた自分の言動」を基準に動いている。他人が何を求めているのか？　を意識しながら動いているので「自分が何をしたい！」とか「自分は何を求めている！」という意欲のような感覚が一切ない。


普通の人が持っている〝自分〟を中心とした〝意欲〟が存在しないので、普通の人と接触した時に、相手は「この人の中には実体がない！」という感覚になる。普通の人が意欲とか欲望が存在しない解離した人を見た時に「自分と同等ではない」という判断になり、この解離した人をまるで便利な道具のように扱う傾向になる。人からいいように利用されて振り回されてしまって怒るのだが、怒れば怒るほど解離して、相手の感覚に憑依してしまうので自分の意志や意欲は失われてしまう。だから、「普通の人と対等になれない！」という感覚は自分ではどうすることもできない。


このタイプの解離している人の中にあるテーマは「劣等感と自己嫌悪感」である。

普通の人には〝優劣の錯覚〟という便利なシステムが脳の中にある。この〝優劣の錯覚〟とは「自分は平均よりも優れている」と自動的に思ってしまうこと。

周囲を見回して「私はこの人よりも優れている」と他人と自分を比較して、周りを自動的に卑下する傾向がある。

解離しちゃうトラウマの人は、その優劣の錯覚を起こしている普通の人の脳に憑依して相手が思っていることをそのまま受け取ってしまう。憑依して普通の人の目から自分を見た時に、相手から卑下されていることを感じる。解離している人は、自分を卑下している人の目から自分自身のことを見るので自動的に自分の姿が歪んでしまう。そして、実際の容姿も歪んでしまう。

だから、劣等感を感じていたり、自己嫌悪感に陥っているのは、解離して周囲の人の目や耳を借りて自分をモニターして優越感を求めている相手の望んでいるように演じているから、となる。

ここから抜け出すのは簡単である。

人のことが気になったら『「〇〇の恐怖」×７』を唱える。

すると、それまで人前でビクビクしていたのが、だんだん、人前でちょっとイライラするようになってくる。

イライラするのは解離が融けてきて健康的になっている証拠！

単純に考えると、常に〝解離〟して他人の目を借りて自分をモニターしていたから、いつも「自分がおかしいのでは？」とビクビク怯えていた。普通の人の脳は優劣の錯覚を起こす特徴があるので自動的に思考して目の前の相手を見下す。トラウマの人は〝解離〟してその見下している人に憑依して自分の事を見てしまうから、いつも自分が批判的に見られている感覚になってしまう。だから、トラウマの人は「人前で緊張する」となってしまうのである。

よくトラウマの人は「人の目が怖い」と言ったりする。それは、常に相手の批判的な目を借りて、自分にダメ出しをしているので「怖い！」となってしまうからである。

そこでトラウマの人は人のことが気になったら『「○○の恐怖」×7』を唱えてみる。

すると、解離できなくなり、相手の目で自分を見なくなってくる。

このプロセスは、とても簡単に思えるのだが、実はものすごく複雑な仕組みが背後にある。

人には、自分と他人の間に引く境界線というものがある。「自分と相手は違うし、違っていていい」という感覚が養われて初めて「自分は自分である」という感覚を得て社会で一人歩きすることができる。

この自分と他人の境界線が無いと「自我境界が無い」となる。例えば、統合失調症の患者さんが「相手に自分の思考を操作されている～！」となると「自我境界が無い」ということになる。相手と自分の境界線がないから、相手が自分の思考を簡単に操作できてしまう。

ちなみに私は、統合失調症のクライアントさんが「相手の思考が入ってくる〜！」と言っても正直「それもあるかもね！」と思ってしまう。

でも、一般の精神科では「それは妄想で病気です！」となる。

どうやら、自分と他人の境界線がハッキリ引けている人の方が「健康的」となり、境界線が無い人を「病気！」と判断する傾向が一般社会ではあるらしい。


この自分と他人の境界線は、成長過程の〝反抗期〟で形成されるのかも？　と考えたことがある。それまである程度素直に親の言うことに従っていたのが、反抗期になると突然、親に反抗し、怒り始める。

その時に、親と自分との境界線が無かったところから、反抗しているうちに徐々に境界線が引かれるようになり、やがて〝個〟として社会に適応するようになる。


トラウマの人は反抗期が無いことが多いのだが、反抗期があって親に怒っても「何で私の気持ちを私のようにわかってくれないの！」となってしまう。本来の反抗期は相手を全否定しながら自分と相手の境界線を引いていくのだが、「私の気持ちを私のようにわかってくれない！」と怒るのは、自我境界を引くことにならない。常に母親や父親に憑依して相手の目で見ているからこのような発想になってしまい、親と自我境界を引くことができなくなってしまう。

言いたいことは、トラウマやネグレクトの人が『「○○の恐怖」×7』を唱えた時、反抗期に自我境界を引くときのような感じで、周囲に対して全否定の怒りが湧いてくる。何に対してもイライラして、面白くない感覚が湧いてくる。

これが、波のように襲ってくる感じで、周囲に対して全否定になったと思ったら、今度は、自我境界が全く無くなったように相手の気持ちが手に取るようにわかってしまい「相手が自分の事を否定してる！」と怖くなる。

大体、反抗期はこんな感じの波が一日に何度も襲ってきて、やがて、立派な自我境界を築き上げていく。

トラウマやネグレクトの人は、「いまさら中学生のようなことを何でしなければならないの！」とこんな状態になることへの抵抗がある。

確かに、自分自身も周囲の人も面倒臭い感じになるのが反抗期である。

そんな時は、怒っている自分を感じたら『「○○の恐怖」×7』を唱えてみる。

周囲に対してイライラして、みっともない感じの自分を感じたら『「○○の恐怖」×7』を唱えると、その自我境界を引くプロセスが早くなり、あっという間に他人のことがどうでもよくなっていく。

「なんだ！　人のことなんかどうでもいいじゃん！」と、いつの間にか健康的な思考ができるようになっている自分にビックリする。

２つ目の解離のタイプ

２つ目の解離のタイプは、前のタイプとは違っていて「他人の目を意識していない」ように見える。人の意見に左右されない主義主張がちゃんとあって、理想の姿も自分の中に確立されていて、その理想の姿に向かってちゃんと生きているように見える。だから、何か話をすれば相手の反応を気にせず立派に語り続けることができてしまう。

周りの反応を気にせず語ることができるのだが、ストレス刺激を与えられた時に、解離してしまって頭の中が真っ白になってしまう。

ストレス時に〝解離〟して頭が真っ白になってしまうので、それまで語っていたことや、その人が理想としている姿とは全く逆の姿になってしまう。

例えば、友達の恋愛話を聞いている時、このタイプの解離の人は「自分を大切にしない人と付き合っちゃダメでしょ！」と自信満々に語る。でも、現実は、自分に対し酷い扱いをする異性と別れることができず、泥沼の毎日を送っている。相手から金銭などを要求されればへらへら笑いながら出してしまって、後になって「あの野郎！」と怒りだす。でも、友達の前では、その話を武勇伝のように語り、また同じことを繰り返す。

内弁慶の父親などがこの〝解離〟タイプだったりする。

家では偉そうに語っているのに、外に出たら人にヘコヘコしてしまって、家でやっているような自己主張を一切しないで、いいように周囲に利用されてしまう。友達でもない人の借金の保証人を頼まれたら、嫌と言えずにハンコを押してしまうのは、ストレス刺激＝多額の借金保証人で〝解離〟してしまうから、頭が真っ白になって後先のことを考えられずに、やってはいけないことをやってしまう。信じてはいけない人を信じてしまう。

この〝解離〟タイプの厄介なところは他人から責められると「自分が悪いのはわかっているんです！」と開き直ってしまうこと。でも、口では「自分が悪いのはわかっている」と言っていながら、頭の中では常に「あいつのせいでこんなことになった！」と誰かのことを責めて恨んでいる。また、この責めて恨む相手がちぐはぐで、借金の保証人を頼んできてトンズラした友人（自称）ではなくて、「そんな保証人なんて止めた方がいいよ！」と一生懸命に止めようとした友人を恨んで憎む。

自分を殴っていいように利用する異性を恨むんじゃなくて、その関係を止めようと助言した異性を憎しみ恨み続けてしまう。他の人から見たら「それはおかしいだろ！」と思うのだが、〝解離〟

しているからその矛盾には気がつかない。
だから、その悪循環からはなかなか抜け出すことができない。

このタイプの〝解離〟の人は、幼少期の母親からの情緒的ネグレクトから〝死の恐怖〟を感じた時に、母親に憑依して母親の目から見た自分を見ることで〝死の恐怖〟から回避する。前のタイプは、母親に憑依して、次は他の人にも憑依してという感じで、自分以外の他人の目を常に意識して〝解離〟し、その意識した相手の目から見た自分を見ることでそこにある〝死の恐怖〟を回避して〝解離〟して生きている。2つ目のタイプの〝解離〟は基本的には「母親の目、限定」になる。

もちろん〝解離〟しているので、本人は「自分の目じゃなくて母親の目で全ての物事を見ている」なんていう自覚は無い。このタイプの夫と結婚した妻は「甲斐性のないマザコン！」「どうして母親から自立して変わろうとしないんだ！」と怒るのだが、本人にはどうすることもできないのが〝解離〟なのである。

安静時に既に解離していて、母親の目から世界を見ていて、ストレス刺激時には、母の助けが必要となる〝幼児〟に退行してしまう。

自分で何も判断することができなくなる。

苦しんでいる母親を救いたい！

この2つ目のタイプの解離の特徴は、安静時には雄弁だけどストレス刺激にさらされた時に、別人格になって無気力になったり、投げやりになって全てを投げ出してしまったり、または暴力的になったり、と安静時の姿とは全く違う人格になり、安静時に考えていたこと語っていたことが一切実行できなくなること。

だから、このタイプは、口ばかり達者で何も実行できないダメ人間、となって周囲から馬鹿にされて蔑まれてしまう傾向がある。でも、解離の人は「自分ができないのは全て相手のせい」とか「環境のせい」や「周囲の理解の無さのせい」としてしまい内省することができない。なぜなら、解離してしまっているから（内省＝自分の内面に向き合って反省すること）。

幼児期は母親から温かく抱きしめられて初めて「安心感」を感じることができる。人間の子どもは未熟でこの世に生を受け、母親の助けなしでは、死んでしまう。母親からの情緒的あたたかさが無ければ子どもは〝死の恐怖〟を感じてしまう。

その時期に、母親が何らかの形で精神的に不安定になってしまうと、情緒的なあたたかさを子どもに提供することができなくなってしまう。父親の借金問題や、姑からの虐め、さらには精神的病にかかっていたなどの状態があると、子どもは〝死の恐怖〟にさらされる。身体的に虐待された子どもは、自分の身体を自分から切り離して、外から殴られている自分を眺めることにより〝苦痛〟を回避することができる。情緒的にネグレクトされた子どもは、〝死の恐怖〟を感じた時に自分の身体から抜け出して、母親の目線で自分を見ることで自分がさらされている〝死の恐怖〟を回避する。

この時に、子どもは母親に乗り移ってしまうので母親からの目線で物事を見て、幼い子どもが母親と同じように物事を考えることができるようになってしまう。赤ん坊なのに〝解離〟して母親に憑依してしまうので、20代30代の大人である母親と同じ目線で世界を見て、そして大人の視点で物事を考えることができてしまう（実際にこのタイプの人は赤ん坊の時に母親の目線で冷めた目で世の中を見ていたことを記憶していたりすることがある）。

赤ん坊なので、まだ汚れを知らない心を持ちながら大人の視点で世界を見た時に、万能感を感じる（万能感とは「自分が何でもできる」という感覚）。子どもながらその万能感から「苦しんでいる母親を救い出せる！」という幻想を持ち、母親に憑依して母親の視点から母親を救い出す情報を得て、その方法を次から次へと考えていく。母親に憑依して汚れを知らない幼い魂が母親の視点に立ってみた時に、次から次へとアイディアが湧いてくる。

でも、実際のストレス刺激の場面では、自分が赤ん坊で無力だから何も変えられない現実に直面させられてしまう。純粋な心で大人の視点で見た時にあんなにたくさんの素晴らしいアイディアがあったのに、それがことごとく踏みつぶされて、自分はただ泣きじゃくる惨めな存在で無力あることを思い知らされる。

自分が助けようと思っていた母親からもその現実を直面させられてしまい、それを何度も繰り返しているうちに、ストレス刺激に無力の赤ん坊状態が条件づけられてしまう。

問題は、〝解離〟して母親に憑依しながら成長してしまったので、中にいる赤ん坊は成長していない、ということ。

社会性の問題

2つ目のタイプの解離は、解離して母親の目線で世界を見ている。

だから、子どもの頃は、同世代の子どもたちが幼く幼稚に見えてしまう。母親の目線で見ているので他の子どもたちとは違って大人の視点で物事を考えて判断していたりする。この頃から「自分は周囲の子どもたちよりも優れている」と言う感覚がある。これは普通の人が感じている〝優劣の錯覚〟とは違っている。なぜなら、〝解離〟していて他の子どもとは違って大人の目線だから。

問題は「さあ！　そんなに凄いんだったらやってみせて頂戴！」と言われた時に、突然力が入らなくなってしまう。身体が思うように動かせなくなって、頭が真っ白になってまともに喋れなくなる。それまで、大人の視点で物を見て考えることができていたのに「さあ！　やって頂戴！」＝ストレス刺激をかけられると赤ちゃんへと退行してしまう。

それまで母親の目線を借りていきなり大人の視点で世の中を判断してきたために、適切な成長過程を経ていない。適切な成長過程を経ていないので、いくら身体が大きくなったとしても中身は母親に憑依した時の赤ちゃんのままだったりする。

母親の視点を借りて、偉そうにみんなと大人目線の自分を比較して優越感に浸っていたのに、ストレス刺激で突然、赤ん坊に変身してしまう。

このストレス刺激で赤ん坊に変身してしまう状態を「上がり症」と呼んだり「緊張症で対人恐怖があって人前に出るのが怖い」と言ったりする。それまでの自分とストレス刺激をかけられたときの差が大きいからそれが〝症状〟になってしまう。

ストレス刺激で固まって何もできなくなったことを周囲から馬鹿にされたりすると、切れて暴れだしてしまうのも、赤ちゃんが思い通りにいかないときに身体をよじって泣きじゃくっているのと同じ。

安静時は解離して母親に憑依しているから大人だったのに、ストレス刺激で母親から切り離されてしまって、一人では何もできない無力な赤ん坊になってしまう。

このタイプの解離のもう1つの特徴は社会性にある。

ネグレクトからの〝死の恐怖〟で解離して母親に憑依して母親の視点で物事を思考する。だから、子どもの頃は「礼儀正しい良い子」と他の子どもと比べられて褒められる。そして、本人も「自分は他の子に比べて礼儀作法を知っている」と思っている。

もちろん、成長過程で母親の視点を使っているので、中にいる子は、成長せずに、そのまま母親の〝社会性〟を使い続ける。すると、実際に学校社会や実社会に出た時に、それまで使っていた母親の社会性が〝張りぼて〟であることが露呈する。

一見礼儀正しいように見える〝解離の人〟なのだけど、社会人の中で長期間接していると「この人は社会性があるようでない！」ということがバレてしまう。

もちろん、母親の張りぼての社会性を借りて生きてきたので中身が赤ちゃんのまま成長していないということもある。

でも、それよりも、母親が正しいと自負していた「社会性」は実社会では通用しないことが一番の問題だったりする。

白か黒かの、判断で、白が正しくて黒が間違っていると決めつけ、正しく生きることが社会性というのが情緒的なネグレクトの母親の特徴だったりする（専門的にはRigidityが高いという）。子どもは、解離して母親のその社会性を「正しい」と思って使っているのだが、実社会ではそれを使ってしまうと〝不適応〟になる。

母親の社会性の仮面は、幼少期から小学校まではそれで〝適応〟となっていて優越感のネタだったのに、ある時から突然それが通用しなくなり、母親の仮面が社会適応するのに足かせとなってしまう。

世の中に適応するには〝グレイゾーン〟という物が必要で、他の子どもたちはそれを成長過程で徐々に身に付けて行くのだが、解離して母親の仮面を付けているトラウマやネグレクトの子は母親の仮面が邪魔してそれができなくなる。

解離タイプ2の解離が取れてきたら

何匹かの子犬がじゃれ合っているのを見ていると「あー！　社会性を学んでいるんだなー！」と感心したりする。

お互いにジャンプして、前足で相手の頭を叩いたり、交互に相手の上に覆い被さって相手の耳を噛んだりして、何をどこまでしていいのか、ということを学習し合っている。相手に何をされたら痛くて、自分が相手に何をしたら相手を傷つけてしまうのか、を遊びながら相手との適切な距離の取り方を学んでいる。

反抗期の子どもを見ていると、子犬が社会性を習得するのと同じことをしているのかもしれない、と思うことがある。

何かにつけて怒って反抗的になって、母親に噛み付いていく。母親は「反抗期で面倒臭いわね！」と思いながら、あまりにも子どもの態度が悪いので「いい加減にしなさいよ！」とヒステリックに怒鳴りつける。反抗期の子どもは母親との距離感をはかるために「うるせーんだよ！　○○ア！」と怒鳴りつける。そこで母親が切れて、子どもを追いかけ回す。

友達関係でも、相手を突き飛ばして、そして「やったなー！」と突き飛ばし返されて、痛みと屈辱を感じながら「何をどこまでやってもいいのか」ということを学習していく。

子どもは、反抗期を利用して、母親との関係を切り離し、そして、人との距離の取り方を身体で学習していく。

トラウマによって〝死の恐怖〟で解離して母親に憑依してしまった子どもは、母親の目線と知識を使って世界を見ている。だから、反抗期の子どもを見て「なんてあの子は酷いことをしているの！」

とじゃれ合っている子どもたちを見て大人目線で裁いてしまう。

親に反抗して母親に対して「うるせー！　〇〇ア！」と怒鳴っている子どもに対して「どうして親を大切にできないんだ！」と蔑んだ目で見てしまう。

他の子どもたちは体感で相手との距離の取り方を学習しているのだが、トラウマの子たちは母親の知識を利用して人との距離の取り方をはかってしまう。母親の知識を使えば、机上プラン上は「正しい！」のだが、人間関係においては「なんだ、こいつ！」となってしまう。母親の仮面を使った人間関係では、集団の中で仲間を作ることができないし、人の中にいて〝安心感〟は得られない。

長い説明でやっとここにたどり着いた。

『「〇〇の恐怖」×７』を唱えていると「何もかも面白くないし、嫌だ！」とか「こんなことをやったって何も変わらない！」という精神状態になるのは、解離が取れてきて、中にいた赤ん坊が表面に出てきて成長し始めているから起きていること。

解離のタイプ１では、『「〇〇の恐怖」×７』を唱えて解離が取れてきたら、怒りやイライラが出てくるかも？　と書いた。

解離タイプ２では解離が取れてくると「反抗」や「不満」が出てくる。

解離タイプ2であり、ストレス刺激でストレスレベルが下がってしまって不登校になっていた学生に『「○○の恐怖」×7』を母親が頭に浮かんだ時に唱えてもらったら、ストレス刺激に対して正常にストレスレベルが上がるようになった。

そうしたら、それまで良い子だったのが、周りに不満をぶちまけるようになって、人に反抗するように変化した。反抗することで学校の人間関係も怖くなくなりなり、人との距離感を身体で学習して「適度な距離感で安心」が人間関係で得られるように変化していった。

大人でも同じような現象が起こることが確認されている。

人や親が頭に浮かんだり、気になったら『「○○の恐怖」×7』を唱えてみると「こんなことをやっても変わっていない自分！」が見えてきて、不満が爆発する。

それまで文句をあまり言ったことが無かった人が文句タラタラになり、「ああ言えばこう言う」で相手をイラつかせるようになる（反抗期の特徴）。

解離が取れてきて、相手との距離の取り方を〝反抗期〟を再現して体感学習している。

本人も「あれ？　私どうしちゃったの？」ということになるから「ここで説明しよう！」とその背景にあるメカニズムを書いていたらこんなに長い説明になってしまった。

ついでなので、この〝反抗期〟のプロセスを短縮してシンプルに処理する方法をここに書いておく。

変わらない私を感じたら『「○○の恐怖」×７』

『「○○の恐怖」×７』を唱えていくと「何も変わっていない自分！」というのが見えてきてイライラする。

「え？　変わっていないの？」

いや、変わってはいるのだが、変わっていない部分に注目が向いて「何で変わらないんだ〜！」と焦ってイライラする。「どうして一生懸命に唱えているのに肝心な部分が変わらないの！」と怒りが湧いてくる。『「○○の恐怖」×７』を唱えていて、どんどん変わっていたのに、「どうして自分の肝心な所は変わらない！」と文句を言いたくなる。

普通の人がその愚痴を聞いたら「その治療が効いていないだけじゃないの？」と判断してしまう。

でも、この文句を言いたくなる感覚、焦り、イラつき、むかつきがとても重要だったりする。

これこそが母親を切り離して〝自分自身〟になり、人の中で適度な距離が取れるようになり、人と一緒にいて安心感や一体感を感じるためのプロセスとなる〝反抗期〟のやり直しだったりする。

それまで、人前でにこやかに笑顔で接することができていたのに、近しい人にふてくされた態度を取ってしまう。何だか、近しい人にムカついてしまって、それまで言ったことが無い失礼なことを言ってしまう。

解離して母親に憑依しているときは「人には失礼な態度を取ってはいけません！」とか「汚い言葉を使う人はお下品な人です！」などの声が頭に響いてきてブレーキが掛かり、友達関係などで言葉が出なくなったり、みんなの話に乗っかれなくなる。母親の脳は「そんな汚い言葉を使う子はみんなから嫌われちゃいます！」とか「そんな下品なお話をする人は将来ろくな人になりません！」という感覚を与える。

解離して母親の感覚で人と会話をしているとみんなの話に乗っかれなくて、自分だけみんなから取り残されていく。みんな楽しそうにしているのに自分だけ仲間はずれになっていく。

『「〇〇の恐怖」×7』を唱えて解離が取れてくると、知らないうちに相手にふてくされた態度を取ってしまう。そして、ずけずけとそれまで言わなかったような文句を相手に言っている。それが自分でコントロールできなくなる。何かムカついていて相手に八つ当たりをするのが止まらなくなってしまう。

これが、母親を切り離して、人との適度な距離感を取るために必要なこと。子犬がお互いの耳を噛み合ったりしながら、お互いの距離感を確かめながら仲良くなっていくあのプロセスが反抗期にある。

反抗期で自分が失礼な態度をとっても、相手との関係は壊れない、という〝関係の恒常性〟を学ぶことで人間関係の中での〝安心感〟を得る（関係の恒常性＝何かをきっかけに互いの関係が乱れても、また元の位置に戻ってくる性質）。〝解離〟していて母親の脳を使っていたときは、ちょっとした言動をきっかけに全ての人間関係が崩壊してしまう感覚があり、人との関係が恐怖だった。それが反抗期をきっかけに消え去っていく。

反抗期を通して適切な距離感が身体にインプットされていく。

この反抗期は必要なプロセスではあるのだが、面倒臭いことは面倒臭い。

このプロセスを早める方法がある。

それは、変わっていない自分を感じたら『「○○の恐怖」×７』を唱える、である。

「何だ！　そんな簡単なこと！」とがっかりされてしまうかもしれないが、ここがミソである。

反抗期の周囲に対する怒りは、自分の成長のもどかしさから起こる。もっと成長したいのに、周りから幼児扱いをされることに対する怒り。大人になりたいのに、大人になっていなくて、周囲から未熟者扱いされるあの嫌な感覚。それが、周囲に対する怒りとして表現される。

『「○○の恐怖」×7』を唱えて、変化した時に、変化し切れていない自分を感じる。

でも、その「変化していない」というのは、まだ、解離が抜け切れていなくて、母親の目線が残っていて母親の理想像から外れている自分を見ているから。

だから「変わっていない！」というのは母親の目線が残っている象徴となる。

母親の理想像にはなれていない自分を母親から見られて批判されていて、それに対して怒っている。

でも、ここには母親がいないのに「変わっていない！」と母親の理想像を押し付けられているのは、まだ解離が取り切れていなくて母親目線が自分の頭の中にこびりついているから。

そんな「変わっていない！」を感じた時に『「○○の恐怖」×7』を唱える。

すると「え？　何が変わる必要がありましょう！」という感覚になっていく。

「何でこんなに頑張っているのに変わらないんだ！」と焦りを感じたら『「○○の恐怖」×7』を唱えてみる。

そうしてみると「あれ～！　そのままの自分でいいんじゃん～！」。

何だか気持ちがいい～！　となっていく。

そのままの自分が今、ここで呼吸をしている。

それだけで何だかいい感覚になっていく。


そして、みんなも同じように呼吸をしている。

〝解離〟は世間的にいったら高尚な生き方なのかも

解離タイプ1の人は、〝死の恐怖〟で解離して周りの人に憑依し、周りの人から見た自分を見ながら動いている。

「あの人は私のことを馬鹿にしている！」とか「あの人は、私がかまってあげないから寂しがっている」などと相手の気持ちが手に取るようにわかってしまうのは、解離して相手に乗り移って相手の目線で見ているから。

「え～！　ただ、勝手に相手の気持ちを予測しているだけじゃないの？」と普通の人は言う。

解離しているトラウマの人も、解離している自覚が無いから「相手に憑依しているなんて、そんな大げさな〜!」となるのだが、相手の気持ちを考えているときは明らかに自分の感覚がおろそかになっている。

その状態は、ストレス刺激検査の結果でも数字でクリアに見られる。ストレス刺激でストレスを感じるはずなのに、検査をして見ると身体は「何も感じてましぇ〜ん!」となる。

「ファ〜!」と108dbの爆音が鳴った時に、普通の人だったら「うるせーなー!」とその音に反応してイラッとくる。

これが、ストレスに対して適切に反応していて「戦うか、逃げるか!」の準備を脳や身体でしていることになる。アドレナリンが分泌して、心拍数が上がり、いつでも逃げたり戦ったりする準備ができる。

タイプ1の人は、「ファ〜!」と爆音を聞いた瞬間に解離して、意識は外部へと飛んでいく。すると身体のストレスレベルは、何も反応することなくとフラットになる。

瞬間に、意識を自分の身体から飛ばして、ご近所さんたちの気持ちになってしまう。

この音を聞いて「何て迷惑な!」と迷惑がっている人に憑依してその人の気持ちを感じてしまうので、今、ここでストレスにさらされている自分の感覚はなくなる。さらに、迷惑な音を鳴らしている実験者の立場になり「近所迷惑な音を出して、ご近所さんからクレームを受けて惨めな思いをするかわいそうな人」と実験者を哀れんでしまう。

自分の意識を周囲に飛ばして〝解離〟すれば〝死の恐怖〟を感じなくて済む。でも、解離して回避すればするほど、恐怖は増幅されていくのでますます自分の意識を飛ばして周囲の人に憑依されて、ということを繰り返さなければならなくなる。その〝意識を解離して周囲に飛ばす〟という性質がみごとにストレス刺激検査で見ることができる。

ここで1つはっきりさせておかなければいけないことがある。

この「ストレス刺激に反応しない」というのが「動じない」とか「どんなときでも冷静にいられる」というように捉えられて「すごい人だ！」と認められたりすることがある。

言い方を変えれば、常に周りの人の気持ちを考えて、自分の気持ちを押し殺して、自分を犠牲にしながら生きている人たちで、世間的には「高尚に生きている人たち」という評価となる。

だったら、一体何が問題なの？　という話になる。

いつも、外に意識を飛ばしていて、そこに実体がない。だってストレスに対して適切に反応していないから、そこにその人の感覚がない、だから「その人の実体がない」となってしまう。実体がなければ、誰かがその人と接触した時に「温かい」という感覚が感じられない。人の温かさが感じられなければネグレクトが生まれてしまう。

そして、その高尚な人は、今度はそのネグレクト児を助けるために自分の意識を飛ばし、そのネグレクト児に憑依する。

憑依されたネグレクト児は、憑依されることで自分の感覚を奪われるので、ますます自由に動けなくなり自分の人生が生きられなくなる。

ネグレクトされた人たちがよく「自分の親は世間体ばかり気にしていた」ということを訴えるのがこれである。

普通の人からしたら「世間体を気にしていて何が悪いの?」という話になるのだが、実際は、解離していて意識を外に飛ばしているから、親の中に実態が無い。だから親の「温かさが感じられない」となり、きれいなネグレクト児が完成する。

ネグレクト児は、温かさを感じられないことで〝死の恐怖〟を感じて、それを〝解離〟して〝回避〟するから、ネグレクト児も自分の中に実態が無くなる。〝解離〟して実態が無くなれば、ストレスに的確に反応できなくなるから、どんどん不幸な生き方をすることになる。

自分の身を削りながら、相手の気持ちになって相手に一生懸命に尽くしても、温かさは得られない。
トラウマやネグレクトの人たちは、この意味をよーく知っている。

世間体が気になったら『「〇〇の恐怖」×7』を唱えてみる。
人のことが心配になったら『「〇〇の恐怖」×7』を唱えていく。
すると、自分が解離していたことがだんだんと感じられるようになっていく。

唱えて解離が取れていくと、人の評価なんてどうでもよくなる。
そこには実体がないことが実感できるようになる。
やがて、自分のために動く喜びが湧いてくる。
自分のために水を買って飲んだあの瞬間、身体に染み渡る喜びが感じられる。
この喜びは何物にも代え難い。

そして、この喜びをいつの間にか誰かと共有できている自分がいる。

変化していくプロセス

解離タイプ2の人は、ネグレクトされたため〝死の恐怖〟で〝解離〟して、母親に憑依し母親の目線で世の中を見て生きている。

母親の目線であるから、苦しんでいる母親の感覚が手に取るようにわかる。

そして、ストレス刺激時に苦しんでいる母親を救おうとするのだが、救うことができず〝無力〟を感じる。

母親の苦しみをリアルに感じて「救ってあげたい！」と思うのだが、拒絶され失敗して、ということを繰り返しているうちに、ストレス刺激時に〝無力〟が学習される。

だから、安静時にストレスレベルが高くて、社会的な適応が高くてもストレス刺激時に〝無力状態〟になって何もできなくなってしまう。

このタイプは、テストの模試などでいい点が取れるのに、本番になると「全くダメ」という結果になる。

練習では成功するのだが、本番になると失敗の連続になってしまう。

ストレス刺激で〝無力〟になってしまうので、親から「勉強をしなさい」と言われた瞬間から、頭が真っ白になって動けなくなり、落ちている髪の毛の数を数え始めたりする。

親から「ちゃんと遅刻しないで学校へ行きなさい！」と言われたら、次の瞬間から、身体がだるくなり力が入らなくなって「学校には行きたくない」という状態になってしまう。

この現象は、これまで「意志が弱い」とか「やる気が無い子」や「本番に弱い肝っ玉の小さな子」と勝手に本人の〝意志の力〟の問題にされていた。でも、ストレス刺激検査をして見ると「え！意志の問題じゃなくて本人がコントロールできない身体の反応なんだ！」とビックリする。生理的な反応と化してしまっているので、本人たちが「やらなければ！」とか「頑張らなければ！」とストレスを感じれば感じるほど動けなくなるなんて、こうしてストレスの客観的な数値を見るまではちゃんと理解することができなかった。

もっと興味深いのは『「〇〇の恐怖」×7』を唱えてもらった時である。

解離タイプ2だから「母親や人のことが気になったら唱える」ということで実践してもらって、およそ1ヶ月後にもう一度、ストレス刺激検査をしてみたら「あれ〜！　解離タイプ1になっている〜！」という結果だった。

そして、母親の方は、それまで共依存タイプだったのが、解離タイプ2のパターンを示していた（共依存タイプ＝ストレス時には的確にストレスレベルが上がって、時間の経過で正常に下がったように見えるが、しばらく後から再びストレスが上がってしまうタイプ）。

母親の方は、子どもが母親を切り離すことで、母親の本来の〝解離〟の姿に戻った、と考えられる。

解離タイプが1から2に変わった子どもは、それまで母親の感覚で生きていたのを『「○○の恐怖」×7』で切った時に、生きる基準を母親から世間様へとシフトしたことからこのような現象が起こったと考えられる。

それまでは母親に憑依して、母親の感覚で世の中の「正しい、間違っている」の判断をして生きてきた。

その母親の感覚が無くなった時に、解離タイプ1のようにありとあらゆる人に憑依するようになり、世間様から見た自分で生きるようになる。

だから、解離タイプ1の人のように「自分は何も変わっていない」とか「こんな恐怖を唱えたって何も変わらない」という感覚になったりする。

それは、自分の感覚じゃなくて、解離して世間の人に憑依して外から見た自分を見ているから「変わっていない！」となっている。

普通の人には〝優位の錯覚〟という便利な機能が脳に備わっている。

「自分は平均よりも上である」という錯覚を起こすように脳は動いている。普通の人が「平均よりも上」ということは、普通の人に憑依して普通の人の目から自分を見た時に自動的に「私は平均よりも下」という感覚になる。

これが「私は何も変わっていない！」という感覚の由来である。

解離して普通の人に憑依して外から自分を見ている限りはどんどん頭の中に駄目出しが湧いてきてしまい「自分は自分のままでいい！」なんて思えない。

「普通の人の錯覚に惑わされていたら、いつまでも本当の自分の感覚にはたどり着けなくなる」とストレス刺激検査のデータを見て感じた。


「変わっていない自分」を感じたら『「○○の恐怖」×7』で普通の人を切り離していく。

世間から見た自分がダメダメである、と感じたら『「○○の恐怖」×7』で世間の自分に対するイメージを切り捨てる。

自分にダメ出しをしたくなったら、それは〝解離〟して普通の人に憑依して自分を見ているから。

そんな〝解離〟の習慣を切ってしまうために『「○○の恐怖」×7』を唱えている。

イライラしたり焦りを感じているときは、解離して〝世間様〟や相手に憑依して「何で誰も私のことを理解してくれないし、私のように考えてくれないの！」と思っていたりする（反抗期）。

そんな時も『「○○の恐怖」×7』を唱えてみる。

すると、自分の身体との同期が始まり、自分の感覚が感じられるようになっていく。

やがて、現実が自分の都合のよいように変わっていく「環境との同期」が始まっていく。

環境との同期が始まった時に、ちょっぴり怖くなる。

そんな時は『「〇〇の恐怖」×7』を唱えてみると、普通の人の常識に流されそうになっていた自分を感じることができるようになる。

普通になる喜びよ！

人がちょっとでも頭に浮かんだら『「〇〇の恐怖」×7』を唱えていくと〝解離〟がとれて自分の感覚が感じられるようになる。

自分の感覚が感じられるようになると、常に人の気持ちを考えてこれまで生きてきたということに気がつく。

考えてみればすごい話である。だって、人生の大半の時間を〝人の気持ち〟だけを考えて生きていた、ということになるから。

考えるだけだったらまだ笑えるけど、〝解離〟しちゃうトラウマやネグレクトの人は、相手に〝憑依〟してしまい相手になり切って相手の苦しみや辛さを体感してしまう。

「相手になり切って苦しみを感じるって、そんなに大した事無いんじゃない？　だって、自分じゃないのだから」と普通の人は軽く考える。

それは逆である。

管理職猿の実験では、針金で椅子に縛り付けられて電気ショックを受け「ギャー！　ギャー！」叫んでいる猿よりも、その電気ショックを受けている猿のために、赤いボタンを押して電気ショックを止める役の猿の方が胃潰瘍になって早死にしてしまった（赤いボタンだったかは定かじゃない）。

母親の調子が悪くて結果的に情緒的ネグレクトになってしまった子どもは、ネグレクトの〝死の恐怖〟から回避するために、自分の意識を切り離して母親に憑依してしまう。

〝憑依〟なんて、何か怪しいこと言っているようだが、実際は、幼い子どもが母親の気持ちを考えているだけ。「何だ！　ただ考えているだけじゃん！」となるのだが、〝憑依〟という言葉をあえて使うのは、母親の気持ちを考えている時に、自分の感覚が無くなってしまうから（ストレス刺激検査の結果）。自分の目の前にあるストレス刺激に対して適切に反応できなくなってしまう時こそ、魂が抜けてしまったようにも見える。

魂が抜けてしまった状態だったら、何も感じないでいられるのでは？　と思うのだが、母親の気持ちになり切っているので、子どもはまるで管理職猿の状態になってしまう。

母親が苦痛で「ギャー！　ギャー！　ギャー！」と叫ぶたびに、子ども猿は一生懸命に母親の苦痛を止めるスイッチを探して止めようとあたふたする。この時、管理職猿と同じように、電気ショックを受けている本人よりも子ども猿の方がはるかにストレスを感じているのだが、それを誰も理解しない。苦痛を訴えている母親の苦痛を一生懸命に止めようとしても、止めることができずに、管理職猿を演じている子どもは母親の苦痛にさらされる。何度も何度も苦痛を止められないスイッチを押しているうちに「ち〜ん！」。子どもは学習性無力症状態になって、やがてストレス刺激で「諦めモード」になる条件付けが身体的になされてしまう。

だから「やらなければ！」とちょっとのプレッシャーを感じたら「諦めモード！」が発動して「力が入らない」となってしまう。

些細なストレス刺激に対しても学習性無力症である「諦めモード！」が発動されてしまって「頭が真っ白になる！」「自分がしたくないことをしてしまう！」や「逃げたいけど逃げられない！」とか「頑張りたいのに頑張れない！」などの状態になる。

ストレス刺激に対して、普通の人と逆の反応をしてしまうので「他の人と同じになれない」とか「他の人たちと一緒にいると疲れてしまう」や「みんなから仲間はずれにされる」という現象が起きる。

なぜ〝解離〟や〝憑依〟という言葉をここで使っているかと言うと、母親のことが浮かび『「○○の恐怖」×7』を唱えていると、ストレス刺激に対する反応が変わるから。母親の気持ちが気になったら『「○○の恐怖」×7』を1週間、徹底的に唱えてもらったら「あれ？ ちゃんとストレス刺激に適切に反応できるようになったじゃないですか！」となった。

もっと興味深かったのは、それまで、息子の気持ちになって一生懸命に息子の為に考えて行動していた母親が息子から切り離されたときに、今度は自分の母親との接触が増えた。すると、それまでストレス刺激に対して適切に反応していたのに、ストレス刺激に対するストレスレベルが逆の反応を示した。ストレス刺激でストレスレベルが下がったのだ（ストレス刺激で解離した）。

もちろんこれは、実際の臨床の中でのパイロットスタディーなのでまだ、科学的なデータとはまだ呼べない。

でも、世の中の科学がついてこれなくても、実践してみた方たちが〝解離〟から抜け出せて自由になればそれでいい。

『「○○の恐怖」×7』を唱えていて「すごいな〜！」と思うのは唱え続けていくと「普通の人になってしまう寂しさ」を感じてしまうことである。

人が気になったら『「○○の恐怖」×7』を唱えたり、世間体が気になったら『「○○の恐怖」×

7』を唱えてみる。「変わっていない自分」を感じても『「○○の恐怖」×7』を唱えているうちに、普通の人たちと普通に喋っている自分がいる。

「え！　このまま普通になっちゃうの！」という不安が湧いてくる。

あんなに人の気持ちに憑依して管理職猿状態になって苦しんでいたのに、それが無くなる寂しさを感じている自分を感じた時に『「○○の恐怖」×7』ってすごいかも、と思った。

普通になってもいつでも壊して〝解離〟することはできるんだから、とりあえず普通になってみるか！　と『「○○の恐怖」×7』を唱えてみる。

すると「え！　普通ってこんなにすごいの～！」とビックリする。

普通になったら環境と同期しちゃうから、どんどん現実が自分の都合の良いように変わっていく。

「こんなでいいんだ～！」と嬉しくなる。

そろそろまとめ？

トラウマやネグレクトの人たちの〝恐怖〟や〝怒り〟がなぜ消えないのか？　というところから話が始まった。

本来、記憶とは、時間の経過とともにセピア色へと変わっていって「あんなこともあったよな〜！」と淡い過去の記憶として処理されていく。

でも、トラウマやネグレクトの人たちの〝恐怖〟や〝怒り〟はフレッシュなまま保たれていて消えることが無い。

トラウマやネグレクトからの〝恐怖〟を〝回避することで、恒常性の働きで〝恐怖〟が劣化すること無くフレッシュなまま保たれてしまう。いや、むしろ〝恐怖〟は増幅している、と考えられる（これも要実験なのだが、倫理的問題からこの実験は難しい）。

テレビで高所恐怖症の芸能人が「ジェットコースターに乗りましょう！」と言われた時に「え〜！」と逃げようとする仕草をした瞬間、その表情の変化から「あ！　回避したら恐怖が増幅した！」という場面を目撃した。さらにジェットコースターに乗るために並んでいる列からチョイチョイ逃げ出そうとすればするほど、表情は苦痛で歪んでいく。もっと凄いのは、ジェットコースターに乗って上っていく時に、目を閉じて顔を上に上げればさらに表情は恐怖で歪む。

その行動と恐怖の反応を見ていて「あ〜！　やっぱり回避すればするほど恐怖は増幅するのね！」と思った。

「小学校の頃の虐めを思い出して怒りが止まらなくて辛い」とある人が言っている時は、その虐め自体がトラウマではなくて、記憶から抜けてしまっているトラウマからの〝恐怖〟を回避するためのダミーとして使われている可能性が考えられた。

トラウマは状況記憶と感情記憶が切り離されてしまい、記憶の引き出しへと整理されなくなるから、記憶から抜けてしまうことが多い（ルドゥーの説から）。

その人は、幼少期だけ母親の体調不良や精神的な問題で一時的にネグレクト状態にされて〝恐怖〟を体験した。そのネグレクトの恐怖を「人に怒る」ということで回避すればするほど、ネグレクトからの恐怖が増幅して「根底にある恐怖が消えない」という状態になる。恐怖が消えないので、ますます「人に怒る」をやり続けなければならなくなる。だから「トラウマからの怒りがいつまでも消えない」となる。

そこで、ダミーに使われている〝怒り〟に注目するのではなく、その根底にある〝恐怖〟に浸ることで、人間の恒常性のメカニズムを使って〝根底にある恐怖〟を凪にする、と考えられた方法が『「〇〇の恐怖」×7』である。

トラウマは記憶から抜けてしまう傾向があるから、その場面を思い出すことができない。でも、思い出せなくても、人は〝言葉〟だけで、トラウマによって解離してしまった感情記憶である恐怖に浸ることができる、と考えた。

〝根底にある恐怖〟を探る方法は、「〇〇の恐怖」のキーワードをセットする（第2章参照）。

そして、不快なことが思い出された時『「〇〇の恐怖」×7』を唱えたら、不快なことがどうでもよくなって脳の中が凪になる、という現象が見られた。それまで過覚醒を起こしていた脳が静かになって、不快なことを考え続けることができなくなる。

どの療法にも見られるのだが「初めは効果がものすごくあるけど、だんだん効かなくなっていく～！」という現象が『「〇〇の恐怖」×7』にも見られた。

そこでストレス刺激検査をしてみたら「あれ！〝解離〟している！」ということが発覚した。過覚醒を起こしていた脳が凪になっていって〝解離〟の症状が目立つようになった。だから「何も変わらない」という現象が起こったのだ。

親子間のデータを参照した時に、〝解離〟は自分以外の相手のことを考えるから起きる症状、ということが見えた。

そこで、親が気になったら『「○○の恐怖」×7』を〝解離〟している学生に唱えてもらったら、1ヶ月弱でストレス刺激に対し的確にストレスレベルが上がるように変化したケースがあった。そして、それまでのいい子はいなくなり、ふてくされた反抗期の子どもが目の前に座っていた。

さらにストレス刺激検査で、解離のタイプ1とタイプ2があることが見えてきて、解離2のタイプが親から切り離されると、タイプ1になって世間様の目を通して自分を見て「変わらない！」とダメ出しをすることも見えてきた。

考える葦と一体感

トラウマやネグレクトの人は「人の気持ちがよくわかる」と思っている。

人の気持ちがよくわかり、相手のために一生懸命に尽くしたりするのだが、一体感は得られない。やればやるほど、不幸なトラブルが起きて、自分の身体もボロボロになっていく。相手の気持ちを考えてやっているのに相手からは裏切られ、いつも四面楚歌。人の気持ちが手に取るようにわかって相手のためにに尽くしても、求めている〝安心感〟は得られない。

なぜ、一体感が得られないのか？　どうして、ストレスが溜って身も心も疲れ果ててボロボロになっていくのか？

その答えは、ストレスに対する身体的な反応にあった（その人の意志や根性の問題ではない、と言いたい）。

ストレス刺激に対して、普通の人はストレスレベルが上がるのに、トラウマ・ネグレクトの人は、逆に下がってしまう（解離タイプ2）。または、ストレス刺激があるのに無反応で何も反応することができない（解離タイプ1）。

ストレス刺激に対して、その場で「あ〜！　ビックリした！」と反応できたら、それは記憶として処理される。でも、その場で反応できなかったら、記憶として処理されなくて、ストレスはその人の中に蓄積されていく。脳に蓄積されたストレスで脳は過活動を起こしてエネルギーを消耗し、身体は脳の過活動からずっと緊張状態にあるのですぐに疲れてしまう。

だから、トラウマ・ネグレクトの人は万年疲れていて、万年だるい。そして、常に調子が悪い、となってしまう。

パスカルは「人間は考える葦である」と言っていた。このトラウマ・ネグレクトの人の「一体感が感じられない」という問題を考える時に、よくこのパスカルの言葉が頭に浮かんでくる。

葦は、群生していて、風が吹けばみんなが同じ方向に「さ〜」っと動く（風で揺らめいて葦の葉がこすれるあの音がいいんですよね！）。

〝ストレス刺激＝風〟に対して柔軟に動くのが普通の人たちで、みんな風にあわせて同じ方向に動いているから〝一体感〟を感じられる。トラウマ・ネグレクトの人は、それができない。固まって、その場で直立不動状態になったり、みんなとは逆の方向へと動いてしまうと、風の力でみんなが自分に向かってぶつかってくる。

「みんなが私を攻撃してくる〜！」となってしまう。

別に、普通の人であるみんなは攻撃している訳じゃなくて、風の動きにあわせて動いているだけなのに、風の動きに乗ることができないトラウマ・ネグレクトの人たちはそのように受け取って常に四面楚歌になっていた。

〝解離〟を治療する目的はここにある。

解離のタイプに合わせて『「〇〇の恐怖」×7』を唱えてみる。親が頭に浮かんだり、視界に入ったら『「〇〇の恐怖」×7』を唱える。これは、〝解離〟して自分から離れて相手の気持ちになってしまうのを切り離しているだけ。自分の〝根底にある恐怖〟を回避してしまうシステムを変えるのが目的である。トラウマ・ネグレクトで作られた〝根底にある恐怖〟を回避するために、解離して親に憑依したり、世間の人に憑依したりして外から怯えている自分を眺めていた。

『「〇〇の恐怖」×7』を唱えて恐怖に浸れば、解離する必要が無くなっていく。解離しなければ、ストレス刺激に適切に反応することができるようになる。

唱えているうちに、回避システムが必要なくなり、解離しなくなると、ストレス刺激に対して適切に反応するようになる。

やがて風に揺らめく一本の葦となる。

風が吹けばみんなと一緒に揺らめく。

風でみんなと一緒に揺らめくと、地面には隙間ができて根っこはどんどん地面の奥深く伸ばして豊富な養分と水分をその奥深い所から吸収する。

みんなと一緒に揺らめいていると、キラキラ輝く太陽の光を吸収したくなり、葉を目一杯、天に伸ばしていく。

こうしてみんなと一緒に風に揺らめいていると、いつしか力強い葦の群生と化している。

そして、風と共に葦が一斉に揺らめいた時、お互いの葉がこすれる合う、あの音の中に〝一体感〟を感じる。

そう！　解離していた時には、あんなに気になってこだわっていた〝言葉〟の1つ1つが関係なくなり、それはすべて一体感を感じる音となる。

おわりに

「何でこの方法をもっと早く教えてくれなかったんですか！」と怒られることがある。

実は、これには理由がある。

カウンセラーの駆け出しの頃、催眠のお師匠さんと食事をご一緒させていただいた時は熱い話になることが多かった。

お師匠さんは「大嶋さんはこの仕事で何を成し遂げたいんですか？」と聞かれた。

私は「トラウマ治療を通して日本を元気にしたいんです！」とアホな回答をした。

アメリカにいた時に昭和天皇が崩御されたニュースを見ていて「敗戦国である日本は未だに戦争のトラウマを引きずっているんだな」と思った。

アメリカでの交通事故をきっかけに「サンマが食べたい！」と日本に帰ってきてしまって、とりあえず、と就職した会社では、日本人が欧米人に対して一切、自己主張ができない姿を見てしまった。

日本人同士だと、すぐに意見の潰し合いが始まる。

新人でも優秀な社員がアイディアを出しても認められず「前例がない！」とか「そんなくだらな

いことを言って！」とろくすっぽ資料も読まずに却下される。

欧米人の社員が意見をすると「オー！　それは素晴らしい！」とろくすっぽ相手の話も理解していないのに頭をぺこぺこ下げて、握手をしてもらったら喜んで相手の要求をのんでしまう。

後で上司から欧米人が作った資料を渡されて読んで見ると「全く内容がない」さらに「自分勝手な要求ばかり」とビックリ！

「え！　このまま認証しちゃったんですか？」と上司に尋ねたら不機嫌になって「お前はなんにもわかっていない！」と怒られた。

そして、「欧米人には欧米人のやり方があるから、日本人のやり方を押し付けたら、うまくやっていけないんだ！」と言っていた。

若かった私は「でも、課長！　ここは日本でっせ！」と言ってしまい、「おまえな～！」と上司からあきれられてしまった。


この時、アメリカで見た昭和天皇崩御のニュースが頭に浮かんできた。

アメリカで勉強をしていた時、教授からみんなの前で「個人的能力は欧米人の方が上！」と言われた。でも「集団になったら日本人の能力が上！」と続けた。

なぜそれを教授が言ったかと言うと、物理のグループ実験でいつも日本人の私がいるグループがトップになるからだった。

私の成績は優秀ではなく、グループの平均で言ったら、他のグループの方がはるかに優れていた。でも、なぜか日本人が入ると役割分担が自然と行われてお互いに助け合って、あっという間に作業が終ってしまう、と教授が驚いていた（この教授はＭＩＴ出身で聡明だった）。バレーボールのチームを作ったときも、日本人が入ったチームが優勝したのを教授は見逃していなかった。だから、教授は資料を調べて「個人的な能力は欧米人の方が優れている！」と言ったのだった。

この言葉が妙に嬉しかった。

でも、日本の会社に入ってみたら、チームワークが無い。

突出した意見が出たらすぐに否定されて潰されてしまう。

一方で、欧米人にはへいこらする。

だから、「トラウマの治療を極めたら日本が元気になると思って、トラウマの治療を極めたいと思っています」と催眠のお師匠さんに熱く語っていた。

お師匠さんがずるいのは、あまりはっきり物を言わないところ。

「だったら大嶋さんは、今の都知事がなにをやろうとしているかがわかりますよね！」と言ってきた（その当時の都知事の話）。

この話の流れだと「右寄りの都知事は日本を軍国主義化して、本来の強い日本にしようとしている」という話になる。

確かに、その方法だと戦争トラウマによって「日本人」というアイデンティティーを失った国民には一番効果的であるように思えた。トラウマの一番の問題は〝解離〟して自分自身の感覚を失ってしまうこと。それは同時に自分のアイデンティティーを失うことになる。


このように考えていけば、究極のトラウマの治療法を考えてばんばんトラウマを治療していったら、強い葦の群生が出来上がる。

葦の群生は、風に揺らめき、素敵な音を奏でる。チームワークが得意である日本の人々がトラウマから回復して葦の群生となれば、それは、私が求めていた「元気な日本」となるのだが、同時に「強い日本」となってしまう可能性も出てくる。

そうなると自然と〝軍国主義〟が復活するんじゃないの？　ということをお師匠さんは何気なく私に伝えていた。


食事をしている時でも催眠のお師匠さんの催眠の暗示は効いてしまう。

今回、トラウマの回避システムから解放される方法を書いていて、回復の姿が明らかになった時に、催眠のお師匠さんがあの時、私に言っていたことをものすごく理解することができてしまった。あ！　本当にストレートでトラウマ治療ができてしまったら怖いこともあるんだ！　と初めて実感する。

でも、同時に、あのときお師匠さんとあの話をした時から、いつの間にか私は本来のトラウマ治療からずーっと回り道をしてきたことに気付いた。

「ミラーニューロンがあなたを救う」「支配されちゃう人たち」「無意識さんの力で無敵に生きる」、そしてこの本「それ、あなたのトラウマちゃんのせいかも？」へとつながっている。

こうして回り道をしながらこれまで歩んできた軌跡を振り返って見ると「あ！　これなら危険な方向に進むことは無いよね！」と確信が持てた。

トラウマから自由になって本来の強さを発揮できるようになっても危ない方向に誘導されないように、いくつもの安全装置が構築されていたのだ。

そして、あの無意識さんの本を書いた後に、なぜ、このトラウマの話を書きたくなったのかが今になってやっと理解できた。

すべて時にかなって美しい。

完

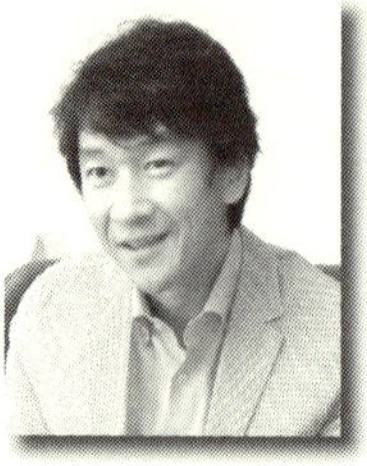

【著者紹介】

大嶋　信頼（おおしま・のぶより）

米国・私立アズベリー大学心理学部心理学科卒業。アルコール依存症専門病院、周愛利田クリニックに勤務する傍ら東京都精神医学総合研究所の研究生として、また嗜癖問題臨床研究所付属原宿相談室非常勤職員として、依存症に関する対応を学ぶ。嗜癖問題臨床研究所原宿相談室長を経て、株式会社アイエフエフ代表取締役として勤務。現在、インサイト・カウンセリング代表取締役。

著書に『ミラーニューロンがあなたを救う！』（青山ライフ出版）、『支配されちゃう人たち』（青山ライフ出版）、『無意識さんの力で無敵に生きる』（青山ライフ出版）、『サクセス・セラピー』（小学館）、共著『児童虐待〔臨床編〕』（金剛出版刊）がある。

それ、あなたのトラウマちゃんのせいかも？

あなただけの簡単な言葉を唱えるだけで〝いまここ〟で楽になる！

著者　大嶋　信頼
発行日　2015年7月21日
第2刷　2015年9月16日
発行者　高橋範夫
発行所　青山ライフ出版株式会社
〒108-0014 東京都港区芝5-13-1 第2二葉ビル401
TEL：03-6683-8252　FAX：03-6683-8270
http://aoyamalife.co.jp　info@aoyamalife.co.jp
発売　発売元　株式会社星雲社
〒112-0012　東京都文京区大塚3-21-10
TEL 03-3947-1021　FAX 03-3947-1617
装幀・イラスト　溝上なおこ
印刷／製本　中央精版印刷株式会社

ISBN978-4-434-20668-9

大嶋信頼の本

ミラーニューロンがあなたを救う！
――人に支配されない脳をつくる4つの実践テクニック――

カウンセラーとして多くの人を治療してきた著者が、身近な人間（家族、上司など）から流れてくる悪い情報（暗示）のせいで苦しんでいる人に対して、それを遮断することによって、本来の自分を取り戻し、幸せになれる方法を考案。4つの方法を実践することで簡単に否定的な暗示が遮断できる。

発行日：2012/9/24
978-4434169403
384ページ
定価：1,500円＋税

支配されちゃう人たち
親や上司の否定的な暗示から解放される超簡単テクニック

知らないうちに親や上司などからミラーニューロンを通じて否定的な暗示で支配されて身動きがとれなくなってしまった人たちは意外と多い。自分の感覚が自分のものではないと感じながらも、どうしたらいいのかわからない。そんな人たちのために超簡単心理テクニックを伝授する。

発行日：2014/7/8
978-4434194320
384ページ
定価：1,500円＋税

無意識さんの力で無敵に生きる
――思い込みを捨て、自由自在の人生を手に入れる方法――

自分を苦しめている思い込みから自由になり、無意識を信頼して楽に生きるための簡単テクニックを紹介する。「無意識」に任せる自由な生き方とはどんなものであるのか、専門家でも難しい内容を、著者が学んだ催眠の先生とのエピソードを織りまぜながら軽妙に解説している。

発行日：2014/12/17
978-4434200151
314ページ
定価：1,500円＋税